AF460455

DES FISTULES

GÉNITO-URINAIRES

CHEZ LA FEMME

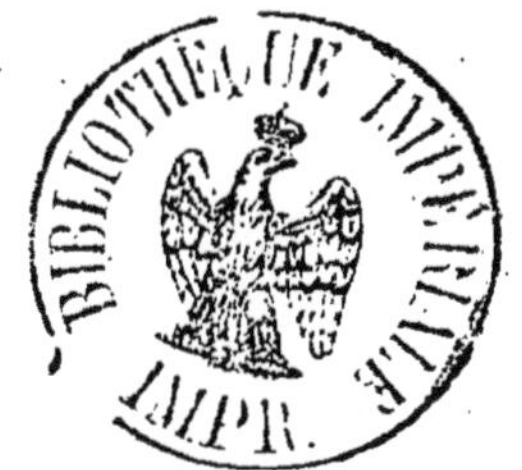

PAR

IGNACIO RODRIGUEZ DA COSTA DUARTE

Chirurgien de l'Université de Coimbre
Docteur en médecine, chirurgie et accouchements de l'Université de Bruxelles
Ancien préparateur d'anatomie à l'Université de Coimbre
Associé de l'Institut de la même ville

PARIS

J.-B. BAILLIÈRE ET FILS

LIBRAIRES DE L'ACADÉMIE IMPÉRIALE DE MÉDECINE

Rue Hautefeuille, 19

LONDRES	MADRID	NEW-YORK
HIPP. BAILLIÈRE	C. BAILLY-BAILLIÈRE	BAILLIÈRE BROTHERS

LISBONNE, SILVA JUNIOR ET Ce, RODRIGUES ET Ce.

1865

TABLE DES MATIÈRES

INTRODUCTION

Depuis le commencement du XVIIe siècle, la science possède des procédés pour la guérison des fistules vésico-vaginales chez la femme, décrits alors pour la première fois par Roonhuisen (1); malgré cela, d'autres classes de fistules génito-urinaires chez la femme ont même échappé au diagnostic jusqu'à nos jours ; étant confondues avec la généralité, et vouées à l'incurabilité; mais, grâce aux efforts des chirurgiens modernes qui ont employé tous les moyens pour bannir à toujours ce terrible pronostic, il y a vingt ans que cette partie de la science est arrivée à un perfectionnement digne de la chirurgie contemporaine.

Il serait long et inutile de rendre compte de tous les procédés employés pour la guérison de ces genres de maladies; long par la multitude des procédés, et inutile par l'abandon dans lequel ils sont tombés ; par conséquent je rendrai

(1) Roonhuisen, *Heelkoustige Aanmerkkingen betreffende de Gebreeken der Vrouven*. Amsterdam, 1663.

compte de ceux qui sont plus employés à présent, et je diviserai ce travail en trois parties.

Dans la *première*, je m'occuperai des fistules en général ; dans la *deuxième*, je ferai la description de chaque classe de fistules génito-urinaires, indiquant pour chacune le traitement le plus usité, et faisant une collection de celles où le traitement a d'autres points de contact ; dans la *troisième*, j'indiquerai un procédé que je crois applicable à cet ordre de lésions qui ne peuvent pas être guéries par les procédés actuellement en usage, et qui, s'il ne peut donner une guérison certaine et parfaite, du moins promet une grande amélioration.

En publiant ce travail, je n'ai eu en vue que de concourir, pour ma part, à l'accomplissement de la plus sainte et noble mission qui soit dans ce monde, celle de soulager mes semblables.

DES
FISTULES GÉNITO-URINAIRES
CHEZ LA FEMME

CHAPITRE PREMIER

DES FISTULES EN GÉNÉRAL.

§ 1er. — Définition.

On entend par *fistule* toute ulcération en forme de canal étroit, profond, plus ou moins sinueux, entretenu par un état pathologique local, ou par la présence d'un corps étranger (1).

Cette définition ne peut appartenir à toutes les lésions comprises dans notre titre, parce qu'on ne trouve pas la plupart de ces caractères.

On rencontre de larges ouvertures sur les parois amincies de la vessie, qui communiquaient largement avec le vagin. et quoique toutes récentes on les appelle *fistules;* mais, comme la science admet cette dénomination, j'appellerai *fistule génito-urinaire* toute solution de conti-

(1) Littré et Robin, *Dictionnaire de médecine* d'après le plan suivi par Nysten, 12e édition ; 1865, page 601.

nuité du réservoir urinaire, de son conduit uréthral et de l'uretère qui donne passage à l'urine par les organes de la génération chez la femme.

§ 2. — Division.

Comme cette affection se manifeste sur différents endroits des organes que je viens d'indiquer, et que le traitement doit varier selon son siége, tous les auteurs les classent avec la nomenclature des organes lésés ; mais, comme on rencontre souvent assez d'irrégularité, j'ai adopté la division suivante :

Fistule uréthro-vaginale. — Solution de continuité dans un point quelconque de l'urèthre, communiquant avec le vagin.

Fistule vésico-vaginale. — Solution de continuité du bas-fond ou de tout autre point de la vessie, et de la paroi antérieure du vagin, sans intéresser le col de l'utérus.

Fistule uréthro-vésico-vaginale. — Solution de continuité comprenant l'urèthre et la vessie communiquant avec le vagin, intéressant le sphincter et le col du réservoir urinaire.

Fistule vésico-utéro-vaginale. — La solution de continuité qui comprend ces trois organes.

M. Jobert (de Lamballe) (1) appelle *fistule-vé-*

(1) Jobert (de Lamballe), *Traité des fistules vésico-utérines*, etc. Paris, 1852.

sico-utéro-vaginale superficielle la solution de continuité du bas-fond ou paroi postérieure de la vessie, communiquant avec le cul-de-sac antérieur du vagin, contigu à la lèvre antérieure du col de l'utérus; et *fistule-vésico-utéro vaginale profonde*, la solution de continuité dans les mêmes siéges que la précédente, intéressant aussi la lèvre antérieure du col.

Fistule uréthro-vésico-utéro-vaginale. Large ouverture depuis l'urèthre jusqu'à l'utérus, comprenant la vessie.

Fistule vésico-utérine. — Solution de continuité sur le bas-fond ou paroi postérieure de la vessie; communiquant avec la cavité du col de l'utérus.

Fistule urétéro-utérine. — Solution de continuité donnant passage à l'urine, de l'uretère par l'utérus.

Avec cette classification anatomique on peut bien désigner toutes les fistules génito-urinaires, dans tous les organes où l'on puisse les rencontrer, sans aucune confusion.

Remarquons que sur le même individu, et en même temps, il peut exister des fistules de plus d'une classe.

§ 3. — Étiologie.

Quelques-unes de ces lésions peuvent exister par vice de conformation ; elles sont aussi produites par des abcès ou des ulcérations des organes génito-urinaires ou des parties voisines ; par des opérations qui s'y pratiquent ; par des blessures d'armes à feu, ou par tout autre corps vulnérant. Mais la plupart ont pour cause de fortes contusions que ces organes souffrent dans les accouchements laborieux, et dans l'application d'instruments ou dans les manœuvres qu'ils exigent.

1° *Bassin.* — Du côté du bassin il peut y avoir une tumeur indurée sur une de ses parties, capable de retarder le passage du fœtus par le canal utéro-vaginal; et ce retard y peut occasionner de fortes compressions des tissus mous contre les tissus durs, au point de produire une inflammation, qui dans sa marche éliminatoire, occasionne la chute d'une eschare, laquelle peut laisser une solution de continuité, faisant communiquer les organes urinaires avec les organes génitaux; par le même mécanisme une dilacération peut avoir lieu et produire le même résultat.

2° *Fœtus.* — Un développement excessif de la tête du fœtus ou de ses parties dures, développement anormal ou pathologique, doit concourir de la même façon à produire ces lésions.

Cependant, je veux leur assigner comme une cause toute-puissante la résistance qu'offrent le col de l'utérus et le vagin dans un âge avancé.

3° *Age.* — On peut dire que l'élasticité des tissus humains est en raison inverse de l'âge, et je vois aussi que c'est à l'âge avancé qu'on rencontre fréquemment l'hypertrophie du col de l'utérus, qui doit empêcher beaucoup sa dilatation.

Je suppose pourtant que les primipares d'un âge avancé sont très-disposées aux fistules génito-urinaires; mais les multipares n'y sont pas moins disposées, dans les mêmes conditions d'âge; parce que outre qu'il peut exister un degré d'hypertrophie du col, on doit compter comme obstacle à sa distension, les tissus inodulaires consécutifs aux dilacérations qu'il a supportées dans les accouchements antérieurs; et malgré même les dilatations par lesquelles il a déjà passé.

L'application mal dirigée des instruments, ainsi que toute la manœuvre réclamée par un accouchement laborieux, mais pratiquée mal à propos, peuvent causer les lésions qui nous occupent.

Voulant m'appuyer sur des cas pratiques, je me servirai des statistiques publiées par M. José E. Monteros (1), et par M. Matheus Alvares d'Andrade (2); je trouve que le premier donne 121 cas

(1) Monteros, *Essai sur le traitement des fistules génito-urinaires chez la femme.* Thèse de Paris; Paris, 1864.

(2) D'Andrade, *Essai sur le traitement des fistules vésico-vaginales par le procédé américain.* Thèse de Paris; Paris, 1860.

de différentes fistules génito-urinaires, et le second, 68.

En exceptant 16 cas où ne se trouve pas noté l'âge, sur les 173 qui restent, on en trouve 40 jusqu'à 25 ans, et avant 20 ans il se présente seulement 6 cas, ce qui me semble prouver que l'âge avancé prédispose à ces sortes de maladies ou en favorise la manifestation.

4° *Accouchement antérieur.* — Dans les mêmes statistiques, en ôtant 16 cas dans lesquels le chiffre des accouchements n'est pas marqué, j'ai noté, sur 173 cas, 78 primipares ; cette proportion en moins de la moitié ne peut pas laisser en doute mon assertion.

Trois cas très-remarquables ont été publiés par M. Monteros ; c'est un accouchement ayant eu lieu à l'âge de 60 ans ; une primipare à l'âge de 50 ans, l'autre à 51 ans. Dans sa thèse, M. d'Andrade parle d'un accouchement à l'âge de 58 ans, et ne dit pas qu'il y ait eu d'autres accouchements.

5° *Instruments.* — Sur les 189 cas de ces statistiques, on en trouve 50 avec application du forceps ; et de différents instruments, en y comprenant le crâniotome et l'embryotome, 49 ; par des manœuvres, 5 ; étant dus à des calculs, 3 ; à des tumeurs, 2 ; des accouchements naturels, 55 ; sans aucune note à cet égard, 21.

En comparant ces chiffres, je suis porté à croire

que l'application de ces instruments doit être la cause déterminante dans bien des cas.

Ce qui est certain, c'est que chaque classe a quelques causes qui lui sont spéciales ; j'y reviendrai quand je m'occuperai de chacune en particulier et quand je mentionnerai son étiologie spéciale, son anatomie pathologique, sa symptomatologie et son diagnostic différentiel, ainsi que son traitement et son pronostic.

§ 4. — Fréquence.

Quant à l'ordre où peut avoir lieu la fréquence des différentes classes de fistules urinaires, je regrette de ne pas pouvoir faire une statistique relativement aux cas que j'ai pu rassembler, parce que ce défaut se trouve noté dans quelques-uns, et que le diagnostic manque dans les autres.

Je remplacerai par les opinions les plus suivies ce que la pratique ne pourra démontrer. La fistule urétéro-utérine est, de toutes les fistules, la plus rare ; vient après la vésico-utérine ; ensuite l'uréthro-vaginale ; puis la vésico-utéro-vaginale. La vésico-vaginale est la plus fréquente.

Je n'indiquerai pas l'uréthro-vésico-utéro-vaginale, qu'on doit plutôt considérer comme une complication de la vésico-utéro-vaginale ; il en est de même de l'uréthro-vésico-vaginale, pour la vésico-vaginale.

§ 5. — Anatomie pathologique.

Les lésions dont je viens de faire mention ont des formes et une extension variables; ainsi, tantôt c'est un orifice par où à peine entre un stylet de trousse, tantôt une large ouverture produite par la destruction de la paroi antérieure du vagin et une partie de la postérieure, une portion de l'urèthre, le bas-fond et la paroi postérieure de la vessie, les lèvres et le col de l'utérus.

Ces ouvertures peuvent être seules ou multiples, arrondies, triangulaires, en forme de fentes longitudinales, transversales ou obliques, avec des bords arrondis ou frangés, en un mot, on y trouve une grande irrégularité.

Le vagin est altéré dans ses diamètres par la perte de substance, soit par des plis de cicatrices; le col de l'utérus ou les débris de celui-ci sont incarcérés dans les plis du vagin et hors de la position normale; la vessie est adhérente à l'une ou l'autre des parties, ou faisant prolapsus dans le vagin par la fente de la paroi de celui-ci : l'urèthre est quelquefois déjà oblitéré.

Les tissus environnants sont alors le siége de phlegmasies à un degré plus ou moins grand, et il est très-commun d'observer, dans la muqueuse du vagin, des érythèmes, des excoriations, des ulcérations, et même des tubercules; affections qui se propagent jusqu'aux petites et grandes lèvres, à la face interne des cuisses, au périnée et à la région anale; et qui sont dues principalement à l'incessant contact de l'urine.

§ 6. — Symptômes et diagnostic.

Dans les fistules génito-urinaires, il y a toujours sortie de l'urine par une autre voie, outre la voie naturelle; constamment ou par intervalles; en plus ou moins grande quantité; seulement, lorsque l'émission ordinaire a lieu par l'urèthre. Il arrive quelquefois que ce canal ne fonctionne pas.

Si la fistule se trouve dans l'urèthre, sans autre complication, l'urine sort par l'ouverture anormale au moment de la miction.

Quand elle est petite, elle suit un trajet sinueux, ou qu'elle a son siége dans un point quelconque de la vessie, éloigné de l'endroit où se trouve sa principale accumulation; l'urine sort par intervalles et en une plus grande quantité, lorsque la malade prend certaines positions.

Dans les cas de destruction du bas-fond de la vessie, du col et de l'urèthre, l'urine baigne le vagin et sort par la vulve à mesure qu'elle est versée par les uretères; le même symptôme se produit dans la fistule urétéro-utérine.

Les moyens à employer pour le diagnostic de ces différences, sont le toucher du vagin par lequel on peut rencontrer une solution de continuité: l'introduction d'une sonde de l'urèthre par la vessie, et d'un stylet par la fistule qui aille à la rencontre de la première, pour qu'on puisse juger de son siége et de sa direction; le speculum uteri, qui rend les parties visibles et permet d'apprécier sa forme, son étendue et toutes les parties intéressées; on peut employer encore des injections pour préciser son siége.

§ 7. — Traitement.

En mettant de côté toute idée de complication, les fistules génito-urinaires présentent une opiniâtreté très-considérable pour le traitement, relativement à toute autre plaie ou ulcère, et, comme on ne peut pas bien diriger la thérapeutique sans connaître les causes qu'on doit attaquer, il faut chercher celles-ci pour mieux établir celle-là.

Quelle est donc la cause de cette opiniâtreté?

Pour répondre à cette question, il faut savoir quelles sont les conditions nécessaires pour obtenir une cicatrisation.

Pour qu'elle ait lieu, il faut que les surfaces ulcérées, outre les dispositions favorables, inutiles à signaler pour le moment, soient en continuité ou en contact permanent.

Lorsque, sur ces surfaces, les fonctions vitales ne sont pas troublées, elles sécrètent la lymphe plastique, qui donne origine à des tissus de nouvelle formation ou cicatrice; mais le repos est également nécessaire pour que ce travail ne soit pas détruit. Dans les fistules génito-urinaires, rarement on trouve ces conditions; tantôt parce que les pertes de substance détruisent la contiguïté, tantôt parce que les bords amincis de la fistule ne peuvent se maintenir en contact, principalement à cause du passage constant ou intermittent de l'urine, et, plus tard, parce que les deux muqueuses se communiquent, les bords de la solution étant déjà cicatrisés et même calleux; ce qui rend impossible l'union.

On voit donc que la cause de l'opiniâtreté des lésions en question est la difficulté de les maintenir en contiguïté et en repos; et, pour l'obtenir, j'indiquerai les moyens à employer. On peut mettre en bonnes dispositions ces solutions de continuité par des excitations au moyen des caustique chimiques, liquides ou solides; au moyen du cautère actuel ou de la cautérisation électrique, et plus encore par l'emploi des instruments tranchants.

On obtient la coaptation par le moyen d'instruments unissants, des sutures, de l'anaplastie, de la compression, etc. On obtient le repos en éloignant le passage de l'urine par la fistule, au moyen d'une sonde à demeure, ou par des cathétérismes renouvelés, et par une position convenable de la malade. Je préfère à la sonde à demeure les cathétérismes répétés très-souvent; ils sont nécessaires pour prévenir les effets de la sonde à demeure, qui parfois a de grands inconvénients. On peut aussi guérir par les cautérisations plusieurs fistules des différentes classes, quand elles ne sont pas très-étendues, et j'en sais un grand nombre qui ont été opérées et dans lesquelles restait un petit pertuis, complétement guéries par ces applications.

Il se présente plusieurs cas de guérison par l'expectation, et quoiqu'on ne puisse pas se fier trop à ses résultats, il est bon toujours d'employer les moyens doux avant de mettre en pratique les moyens violents; parce que je crois trop précipité de pratiquer une opération sanglante sur les fistules qui datent de quelques jours, principalement lorsqu'elles se manifestent à la suite d'un accouchement; négligeant ainsi peut-être l'occasion d'obtenir une guérison plus douce.

Le même résultat se produit pendant la grossesse, qui, je crois, doit être une contre-indication.

Il me semble bon de ne pas opérer avant que les bords de la fistule soient cicatrisés, sauf quelques exceptions, et de borner le traitement aux soins de propreté, aux bains et aux injections appropriées.

J'ai eu l'occasion d'assister mon confrère, Mr João-Antonio Marques do Amaral Guerra, de regrettable mémoire, pris, à l'âge de 70 ans, d'une fistule vésico-périnéale, produite par la gangrène qui avait envahi la vessie et le scrotum. La fistule a duré cinq ou six mois et s'est guérie complétement, par le seul moyen de l'expectation. Le frère de ce monsieur avait été victime d'une pareille maladie; mon confrère, quelques années après, a succombé à un ramollissement cérébral.

Avec l'expectation on ne perd pas de temps, lorsqu'on s'occupe de ramener les choses à un résultat plus sûr, profitant de ce moment pour relever les forces du malade, éloigner ou combattre toute complication, enfin étudier la maladie avec tous les détails.

Comme plusieurs espèces de fistules ont un traitement semblable, je remarquerai seulement, à propos de chaque classe, ce qui lui convient, en décrivant à la fin le procédé opératoire.

Je parlerai de chaque classe dans l'ordre inverse de sa fréquence, et réunirai celles où le traitement est le même, pour éviter des répétitions.

CHAPITRE II

DES FISTULES GÉNITO-URINAIRES EN PARTICULIER.

ARTICLE PREMIER.

FISTULE URÉTÉRO-UTÉRINE.

§ 1er. — Étiologie.

A cause de la rareté extrême de cette maladie, il me manque des données précises ; cependant je dirai qu'elle peut avoir lieu à la suite d'une forte compression de la paroi de l'utérus et l'uretère correspondant, au détroit supérieur du bassin pendant le travail de l'accouchement. Cette compression, frappant de mort les tissus, peut occasionner la rupture de la paroi utérine et de l'uretère, séparément ou ensemble ; et lorsque les choses se passent ainsi, l'épanchement d'urine dans la cavité péritonéale pourrait donner lieu à une péritonite qui probablement se terminerait par la mort.

Est-ce que telle n'aura pas été la cause de quelques péritonites puerpérales ?

Lorsque la compression ne produit pas de prompts effets, mais seulement donne lieu à un état inflammatoire des deux organes, ceux-ci peuvent adhérer en un seul point, de façon que la chute d'une eschare vienne à établir la communication de l'uretère avec l'utérus, et que l'urine passe par là.

Il en serait de même s'il existait une tumeur, ou un abcès qui envelopperait les deux organes; cette issue serait encore favorisée par un vice de conformation.

§ 2. — Anatomie pathologique.

Je connais seulement deux cas de cette maladie, l'un qui a été mentionné par Aug. Bérard (1), et l'autre qui a été observé à l'Hôtel-Dieu, par M. Laugier; il me manque des renseignements sur ces observations, et en tout cas leur nombre limité serait insuffisant pour établir les bases anatomo-pathologiques.

§ 3. — Symptômes et diagnostic.

La sortie de l'urine par le vagin, en revenant par l'utérus, est le symptôme par lequel se manifeste cette fistule, qui peut se confondre avec la fistule vésico-utérine, comme il est arrivé au commencement à Bérard; et c'est à l'aide d'injections de liquides colorés, faites par la vessie, qu'on établit la différence. Bérard avait introduit une sonde par l'urèthre et une autre par le col utérin; elles ne se touchaient point; et en trouvant, par cette expérience, la probabilité de l'absence de fistule vésico-utérine, il a été éclairé sur la nature de la maladie, et a dirigé en conséquence toute son attention sur l'uretère.

Il a sondé la malade et l'a fait asseoir sur un

(1) Aug. Bérard, *Dictionnaire de médecine* de 30 volumes. Paris, 1846, t. XXX, p. 499. Article VAGIN.

vase propre pour recevoir toute l'urine qui s'échappait par le vagin; au bout de deux heures, en la sondant de nouveau, il a retiré de la vessie une quantité d'urine égale à celle qu'il a trouvée dans le vase; mais cela ne l'a pas satisfait, et seulement par l'injection il est arrivé à une preuve réelle.

En injectant dans la vessie un liquide coloré et en observant en même temps que l'urine sortait par l'utérus, ne changeait pas de couleur, il était évident qu'il existait une fistule urétéro-utérine.

§ 4. — Traitement.

Comme pour son anatomie pathologique, je manque de données précises pour formuler les règles, relativement à la guérison de cette maladie; mais le but que je me propose est d'employer un procédé destiné sinon à guérir complétement, au moins à améliorer beaucoup les fistules génito-urinaires, jugées incurables, quoique ce soit ici une application de ce procédé; comme l'on verra, lorsque je le décrirai, je réserverai pour ce moment toute réflexion.

§ 5. — Pronostic.

Les désordres que cette maladie doit produire ont beaucoup d'analogie avec ceux que produisent d'autres fistules urinaires; et, quoiqu'elle ne soit pas encore bien étudiée, je la considère comme ayant beaucoup de gravité.

ARTICLE II.

FISTULE VÉSICO-UTÉRINE.

§ 1er. — Étiologie.

Le développement d'un abcès entre la paroi postérieure de la vessie et la partie correspondante du col utérin, qui, par sa terminaison, vient à établir une communication entre ces deux cavités; une éponge ou tout autre corps, introduit dans l'intérieur du col, avec l'intention de provoquer l'accouchement prématuré artificiel, en amenant l'inflamation, le ramollissement ou la mortification, sont les causes qui peuvent donner lieu à cette maladie; mais c'est à la suite des accouchements plus ou moins laborieux que ces fistules se manifestent presque toujours.

Quand il y a une certaine déformation du bassin, un grand volume de la tête ou de toute autre partie dure du fœtus, quand celles-ci restent un certain temps en contact avec un point du col de l'utérus, et un point correspondant de la vessie, et le compriment énergiquement contre le pubis; on aura le même résultat, c'est-à-dire la dilacération de cette partie. Mais je crois que ces causes ne sont pas les seules qui agissent, et le mal vient spécialement du côté de l'utérus, lorsqu'on ne le dilate pas convenablement.

Dans une de mes observations (1), que l'on

(1) *L'Institut de Coimbre* (mai 1864).

verra plus loin, j'ai trouvé la rigidité du col au commencement du travail : quatre jours après l'accouchement qui s'est fait tout naturellement, avec présentation par le pied, la tête du fœtus resta pendant une demi-heure enclavée; ce fut un mois après qu'une fistule se déclara. Ce cas fut aussi observé par M. le Dr José Maria Pereira Coutinho de Figueiredo.

Lorsqu'il y a, comme cela se voit souvent, hypertrophie plus ou moins forte du col utérin, cet état doit rendre très-difficile sa dilatation, et même cette dilatation peut être irrégulière selon que l'affection est limitée à un seul point, ou qu'elle s'étend sur tout le col; dans ce cas le point affecté est moins dilatable, il offre plus de résistance, et par conséquent il est plus comprimé, ou bien c'est la partie qui n'est pas affectée qui se prête à la dilatation jusqu'au point de se déchirer.

Il me semble pouvoir confirmer cette idée, par ce que j'ai observé l'année dernière, chez une femme de 30 et quelques années, bien conformée et primipare, que j'ai vue au cinquième jour du travail ; on pouvait voir une grande partie du col de l'utérus qui sortait par le vagin longue de 4 à 5 centimètres, très-épaisse, et à peine assez dilatée pour donner passage aux doigts de la main bien rapprochés et étendus, qui allaient à la rencontre de la tête du fœtus dans le petit bassin.

En reconnaissant l'impossibilité de faire la

dilatation par un autre procédé, j'ai fait une incision sur la ligne médiane et sur toute l'étendue de la partie sortie ; ayant remarqué que ses parois avaient 2 à 3 centimètres d'épaisseur et qu'elles étaient très-dures. C'est alors que je pus faire l'application du forceps et extraire un fœtus déjà mort.

Cette femme, au bout d'une quinzaine de jours, fut prise d'une *phlegmatia alba dolens* des deux membres inférieurs, de laquelle elle a été aussi guérie. (Cette observation a été suivie par M. le Dr Lourenço d'Almeida Asevedo, et M. José Maria Pinto.)

La femme, selon ce qu'elle a dit, portait déjà, avant d'être mariée, un prolapsus de l'utérus, accompagné d'hypertrophie, ce qui est très-fréquent, comme je l'ai constaté, et malgré cinq jours de travail et quoique l'utérus fût descendu jusqu'à la vulve, poussé par la tête du fœtus, quoique le col se fût très-peu dilaté, et qu'il ait supporté l'application du forceps, il n'y a eu de rupture dans aucun de ses points, parce que la partie dilatée l'avait été également et convenablement.

Ce qu'il y a de sûr, c'est que les diamètres du bassin devaient être en bonne relation avec ceux du fœtus ; cependant je crois que si le col de l'utérus s'était dilaté davantage, mais inégalement, il aurait pu y avoir une déchirure.

L'application du forceps, spécialement au détroit supérieur, peut aussi produire cette lésion.

Pour donner une idée plus complète à ce sujet, je transcris le cas observé par M. Stoltz, de Strasbourg, et rapporté par M. Jobert (de Lamballe) (1).

« 1re OBSERVATION. — La fille de M. Bacher, native de H....., âgée de 34 ans, d'une stature moyenne, d'un tempérament sanguin-lymphatique, brune, entre à l'hôpital civil de Strasbourg, le 18 mars 1828, enceinte pour la troisième fois, et parvenue au neuvième mois de la grossesse. Elle déclare que ses deux premières couches avaient été heureuses, mais qu'elle avait chaque fois souffert beaucoup en accouchant, et que la tête de l'enfant était restée longtemps au passage. Cette dernière gestation n'avait présenté aucun incident remarquable, si ce n'est une perte de sang par les parties génitales au quatrième mois et qu'une saignée du bras fit cesser. Pendant tout le temps de la grossesse que la fille Bacher passa à la salle d'accouchements, elle se porta bien. Le 12 avril, arrivée à terme, elle sentit les douleurs de l'enfantement. Deux heures après, les membranes se rompirent. C'était dans un moment peu favorable, car l'orifice de la matrice ne se trouvait que fort peu dilaté, son bord était épais et les contractions ne revenaient qu'à des intervalles éloignés. Elles étaient, en outre, très-faibles. Néanmoins la tête, qui se présentait

(1) Jobert (de Lamballe), *Traité des fistules vésico-utérines*. Paris, 1852, page 14.

en position occipito-postérieure droite, ne tarda pas longtemps à plonger dans l'excavation, et même à l'occuper définitivement. On s'attendait à voir le travail se terminer d'un instant à l'autre; mais, quoique les douleurs fussent fréquentes, énergiques et accompagnées d'un violent ténesme, la tête n'avançait pas ; le cuir chevelu se tuméfia peu à peu, au point de venir faire saillie entre les lèvres de la vulve.

« Ce ne fut qu'après douze heures d'efforts de la part de la nature et de la femme, que l'enfant vit le jour. Aussi était-il dans un état d'asphyxie complète : sa respiration ne put jamais s'établir qu'imparfaitement, et, au bout de trois jours, il mourut sans avoir teté ni fortement crié. Il était du sexe féminin, bien constitué et bien conformé. Les symptômes observés pendant les trois jours de son existence firent soupçonner un épanchement apoplectique dans le crâne.

« En effet, sa face était gonflée, violette, les membres pendants au moment de sa naissance. Plus tard, il resta dans un état comateux dont rien ne put le tirer.

« L'autopsie du cadavre fit reconnaître trois épanchements sanguins : l'un externe, entre le cuir chevelu et le crâne; l'autre interne, entre le crâne et la dure-mère; le troisième au-dessous, entre la dure-mère et le cerveau. Ce dernier était le plus considérable et avait sensiblement déprimé la partie correspondante de l'hémisphère cérébral.

« L'accouchée, à l'exception de la fatigue naturelle à la suite d'un travail long et douloureux, n'éprouva rien d'extraordinaire pendant les trois premiers jours qui suivirent sa délivrance.

« Quelques tranchées vives se firent ressentir, mais sans réaction fébrile : les lochies coulèrent comme à l'ordinaire; point de travail laiteux.

« A la fin du troisième jour, il se déclara une hémorrhagie par les parties génitales qu'on eut beaucoup de peine à maîtriser par des astringents administrés à l'intérieur et appliqués à l'extérieur. Dans la nuit, il survint une diarrhée sans coliques, mais suivie de gonflement tympanique du ventre, de chaleur et de fièvre. On employa différents moyens rationnels pour combattre ces symptômes, qui cédèrent et se reproduisirent à différentes reprises.

« Du onzième au dix-septième jour, on constata les signes caractéristiques d'une péritonite latente : gonflement de l'abdomen, douleur sourde à l'hypogastre, chaleur, pouls fébrile, diarrhée fétide, soif, langue rouge, accablement. Douze ventouses scarifiées furent appliquées sur le bas-ventre, et suivies d'un cataplasme narcotico-émollient.

« Dans la nuit, douleurs vives dans l'hypochondre et dans le côté droit de la poitrine : respiration courte et laborieuse. Le dix-neuvième jour, ces symptômes existant encore, on fit appliquer un vésicatoire sur l'endroit douloureux. Le vingt-deuxième jour, la fièvre était plus forte, il s'y était joint du délire et des selles involontaires et fétides. Le vingt-quatrième, expectoration sanguinolente, aggravation des symptômes du côté de la poitrine.

« A cette époque, on nous fit remarquer que les lochies étaient séreuses et âcres, et que les urines coulaient involontairement et sans interruption dans le lit. On attribua d'abord cette incontinence d'urine à la faiblesse de l'accouchée ; mais le même rapport ayant été fait plusieurs jours de suite, on eut l'idée de l'existence d'une fistule vésico-vaginale. Cette supposition était fondée sur le long séjour de la tête du fœtus dans l'excavation pelvienne au moment de l'accouchement. Chargé d'explorer la malade, je pratiquai d'abord le toucher vaginal. Cette opération ne m'apprit rien d'extraordinaire : le vagin était très-lubréfié et chaud ; mais nulle part je ne rencontrai de trace d'une ouverture morbide. Pour examiner avec plus de soin la paroi vaginale antérieure correspondante au canal de l'urèthre et au bas-fond de la vessie, je fis placer la malade en travers du lit, comme dans l'accouchement difficile, et introduisis dans le vagin un spéculum bivalve à charnière (spéculum de Deyber), au moyen duquel je mis cette paroi complétement à nu, de manière que l'œil pût la parcourir dans toute son étendue. Aucune trace de perforation ne put être découverte ; cependant l'urine coulait du spéculum comme d'une gouttière. Je pris alors une algalie de femme et j'en promenai le bec le long du canal de l'urèthre, jusqu'au col de la matrice, en tâtonnant et pressant sur cette ligne, sans pouvoir trouver l'endroit d'où l'urine s'écoulait. Enfin, j'introduisis la sonde dans la vessie et fis la même exploration d'arrière en avant et d'avant en arrière dans l'intérieur du canal et du réservoir de l'urine, sans arriver à découvrir un passage anormal. On renonça dès lors à la supposition d'une fistule et l'on expliqua l'écoulement de l'urine par la vulve, en disant qu'elle sortait probablement en avant du méat urinaire, et arrivait de là dans la partie inférieure du vagin.

« La maladie de la fille Bacher ne cessa de faire des progrès. Les symptômes pectoraux devinrent prédominants et fixèrent presque seuls l'attention.

« La malade cracha tous les jours du sang ; l'expectoration était difficile, l'oppression de poitrine considérable. En même temps, le gonflement tympanique du ventre et la diarrhée persistaient. L'écoulement de l'urine était involontaire.

« Le trente-sixième jour, redoublement de fièvre, vomissements de matières vertes porracées ; continuation de la diarrhée. A partir de ce moment, les vomissements se répétèrent à chaque instant : rien ne put les arrêter ; les forces diminuèrent promptement ; la respiration s'embarrassa de plus en plus ; le pouls devint filiforme, les extrémités s'infiltrèrent, et la face se grippa. Enfin la mort survint le quarante et unième jour des couches. L'autopsie fit découvrir des désordres nombreux et qu'on avait à peine soupçonnés, parce qu'ils s'étaient développés lentement, et d'autres auxquels on n'avait pas pu songer, parce qu'ils étaient presque sans exemple dans la science.

«On s'attendait à trouver dans la poitrine la cause principale de la mort, les symptômes pectoraux ayant été les plus saillants vers les derniers temps de la maladie. Les deux poumons étaient engoués; le droit surtout présentait une infiltration séro-sanguine très-prononcée; mais, du reste, il n'y avait rien d'anormal. Les plèvres, le péricarde et le cœur étaient sains.

«Dans le ventre, on trouva les lésions les plus étendues et les plus remarquables. Toute la surface du péritoine portait les traces d'une phlegmasie intense; sa cavité renfermait environ 1 kilogramme de liquide séro-purulent, d'un blanc grisâtre et d'une odeur infecte. Le péritoine pariétal était tapissé d'une fausse membrane épaisse et dense, au moyen de laquelle il adhérait au foie, à la rate et au paquet intestinal, qui lui-même était réuni en une seule masse couverte par l'épiploon. Celui-ci était épaissi et représentait de larges plaques de couleur ardoisée. Les anses intestinales qui se trouvaient dans le voisinage de la matrice et de ses annexes avaient contracté de nombreuses adhérences avec ces parties.

«Des abcès sous-péritonéaux multipliés, du volume d'une noisette jusqu'à celui d'un œuf de poule, se voyaient çà et là sur la matrice, dans les ligaments larges et dans le tissu cellulaire du bassin. La vessie était contractée et retirée derrière les pubis.

« En un mot, on reconnut les effets d'une péritonite puerpérale générale et intense.

« L'utérus et ses annexes, la vessie et le rectum furent extraits du cadavre et examinés avec la plus grande attention, surtout en vue de trouver la cause de l'incontinence d'urine pendant la vie. Le canal de l'urèthre et la vessie furent fendus dans toute leur longueur. Aussitôt on fut frappé par la vue d'un orifice arrondi placé en arrière du col de la vessie, au bas-fond, à peu près au milieu du trigone vésical. Le bord de cette ouverture, entourée d'un cercle rouge, était taillé en biseau, ce qui lui donnait la forme d'un entonnoir. Une sonde de calibre ordinaire put facilement y être engagée.

« On crut d'abord que cette ouverture communiquait avec le vagin. Pour s'en convaincre, on ouvrit ce canal le long de sa paroi postérieure, mais on ne put apercevoir aucune trace de lésion en avant. Alors on réintroduisit la sonde dans l'orifice vésical, et, après avoir tâtonné pendant quelque temps, on reconnut que l'extrémité de l'instrument était arrêtée dans la cavité du col de la matrice. En inclinant la sonde en haut, on en fit sortir le bouton par l'orifice interne du col utérin, et l'on reconnut que cette ouverture se trouvait à 6 lignes environ (0^{m},014) au-dessus de l'orifice externe de la matrice.

« Il existait, par conséquent, une communication entre le bas-fond de la vessie et la cavité du col de l'utérus, en d'autres termes, une perforation ou fistule vésico-utérine. L'urine passait, pendant la vie, de la vessie dans le col de la matrice, et arrivait de là dans le vagin. Voilà pourquoi il avait été impossible de découvrir, à l'examen le plus minutieux, la source de l'écoulement involontaire des urines, et leur passage par les parties génitales.

« Une investigation plus étendue fit apercevoir que la paroi postérieure du col de la matrice était également perforée, juste vis-à-vis de l'endroit où existait l'ouverture vésicale. Cette seconde ouverture, ronde comme la première, et absolument du même calibre, établissait une communication entre la cavité du col de l'utérus et le cul-de-sac péritonéal qui se trouve entre la matrice et le rectum; mais du côté du péritoine cette ouverture était obstruée par une fausse membrane épaisse; ce qui ne constituait pas moins une perforation ou fistule utéro-abdominale, perforation qui était évasée en entonnoir du côté externe, c'est-à-dire vers le cul-de-sac péritonéal.

« La substance utérine elle-même, et celle du vagin, n'avaient subi aucune altération. Toute l'activité inflammatoire s'était épuisée à la surface externe ou péritonéale de la matrice et de ses annexes. La membrane muqueuse vésicale était partiellement injectée.

«Tous les autres organes du corps furent trouvés dans l'état normal.

«Nous examinâmes ensuite le bassin.

L'état des organes génito-urinaires rendait l'examen du bassin d'autant plus intéressant, que c'est dans les vices de conformation de ce canal que l'on trouve souvent l'explication des désordres survenus aux parties molles de la mère et à la tête de l'enfant pendant l'accouchement. Dépouillé de tout ce qui le garnit à l'intérieur et à l'extérieur le bassin présenta les particularités suivantes :

«Le détroit supérieur du petit bassin est légèrement aplati d'avant en arrière, ce qui lui donne une forme elliptique transversalement. Cette ellipse est cependant échancrée en arrière par l'angle sacro-vertébral. Le diamètre sacro-pubien n'a que 3 pouces 6 lignes ($0^{m},095$), le transverse 5 pouces ($0^{m},135$), et chacun des obliques 4 pouces ($0^{m},011$).

«L'excavation est notablement rétrécie d'avant en arrière par une disposition tout à fait exceptionnelle du sacrum. Les courbures de cet os sont redressées, ce qui le rend tout à fait plat dans le sens de sa longueur et transversalement, en même temps que plus large que long (longueur, 4 pouces ($0^{m},11$); largeur, 4 pouces 1/2 ($0^{m},12$). De là la forme elliptique du détroit supérieur. Le coccyx, au lieu d'être recourbé en avant, est dirigé directement en bas, ce qui fait que la paroi postérieure de l'excavation a néanmoins 5 pouces (0m,135) de hauteur. La symphyse pubienne a 1 pouce d'épaisseur au milieu; elle est longue de 2 pouces 3 lignes (0m,06), en y comprenant le ligament triangulaire.

« Le diamètre antéro-postérieur n'a que 3 pouces 6 lignes (0m,095), tandis que la courbure du sacrum lui donne ordinairement 6 lignes (0m,015) de plus qu'au diamètre sacro-pubien du détroit supérieur.

« Le détroit inférieur est également rétréci. L'arcade pubienne est triangulaire; ses bords ne sont pas recourbés en dehors. Le diamètre coccy-pubien ne mesure que 3 pouces (0m,08) et le transverse que 3 pouces 6 lignes (0m,095).

« Cette conformation, évidemment vicieuse du bassin de la fille Bacher, explique d'une manière satisfaisante les difficultés et les lenteurs qu'a éprouvées l'expulsion de la tête du fœtus, ainsi que les lésions observées à cette dernière et aux parties génitales de la mère. En effet, c'est la compression éprouvée par la tête fœtale au moment de son passage à travers l'excavation pelvienne qui a déterminé les épanchements sanguins qui ont été la cause de la mort de l'enfant. C'est la compression du segment inférieur de la matrice par la tête du fœtus, entraîné par elle dans l'excavation, qui a déterminé la mortification des deux points opposés du col de la matrice et la double perforation consécutive, vésico-utérine et utéro-abdominale.

« Pourquoi ces accidents ne sont-ils pas arrivés dans les couches précédentes? La fille B..... a raconté qu'elle avait accouché très-péniblement les deux premières fois; s'il n'est pas survenu d'accident pendant le travail, c'est probablement parce que les conditions étaient meilleures, et par suite, le séjour de la tête dans la cavité du bassin moins long. Un peu plus d'énergie dans les forces expulsives, une tête un peu moins volumineuse, ont suffi pour abréger la durée de l'expulsion définitive, et éviter des suites désagréables. »

Mais, pourquoi, chez le sujet de cette observation, le vagin n'a-t-il pas offert de lésion? Parce que le tissu inodulaire, ou des cicatrices provenant des dilacérations qui ont eu lieu dans des accouchements antérieurs peuvent aussi concourir à la difficulté de la dilatation du col de l'utérus ; et, en un mot, parce que les mêmes causes agissant également sur les mêmes tissus, elles peuvent déterminer différents effets, selon la disposition particulière de ces tissus.

§ 2. — Anatomie pathologique.

La fistule peut être arrondie ou oblongue, unique ou double, irrégulière et frangée, ayant un trajet oblique, les deux muqueuses se communiquant par un tissu cicatriciel, elle intéresse la partie de la vessie et du col utérin qui ne sont pas doublés par le péritoine, au-dessus de la portion subvaginale du col, et de la portion correspondante de la vessie. La paroi postérieure du col peut être aussi affectée, et nous aurons alors la fistule utéro-abdominale, ou la communication de l'utérus avec le cul-de-sac péritonéal postérieur, ce qu'on peut voir dans l'observation de M. Stoltz.

§ 3. — Symptômes et diagnostic.

L'urine coule constamment par le vagin lorsque la femme prend certaines positions; dans d'autres positions, l'urine coule avec intermittence. Le toucher du vagin ne donne aucun résultat, et, au moyen du spéculum, on voit sortir l'urine par l'orifice du col de l'utérus, comme dans la fistule urétéro-utérine. Ce n'est qu'au moyen du cathétérisme et des injections que l'on peut établir le diagnostic différentiel.

Une sonde introduite dans la vessie et pénétrant jusqu'à la cavité du col, en s'y rencontrant avec une autre, que l'on introduit par son orifice vaginal, donne une preuve certaine pour le diagnostic de cette maladie.

Mais la fistule n'est pas toujours directe, ou elle est petite et inaccessible à la pointe de la sonde placée dans la vessie, et par conséquent les deux sondes ne se rencontrent point dans la cavité du col ; dans ce cas, en faisant une injection avec du lait par la vessie, et en le voyant sortir par l'orifice du col de l'utérus, aucun doute ne restera pour le diagnostic. Dans le cas que j'ai observé (comme on le verra plus loin), l'urine était seulement retenue pendant quelque temps, la malade étant dans la position du décubitus latéral gauche ; la sonde introduite dans la vessie n'allait pas jusqu'au col de l'utérus, mais en faisant des injections avec du lait par l'urèthre, on voyait sortir le liquide par l'orifice utérin.

§ 4. — Traitement.

Selon ce qu'on vient de voir, dans cette maladie l'urine peut sortir par intervalles par la voie anormale, lorsque la malade prend une certaine position, parce que cette position permet l'accumulation d'une quantité donnée de liquide dans la vessie, sans qu'il arrive à la hauteur de la fistule, pour s'échapper par là, ce qui arrive lorsque l'accumulation d'urine augmente et produit l'intermittence. Il convient donc de profiter de cette disposition, comme je l'ai fait, et empêcher l'urine de passer par la fistule ; pour cela, on doit recommander à la malade de garder constamment la position indiquée, et placer une algalie à demeure, ou mieux de vider la vessie avec la sonde toutes les fois qu'il conviendra et que les intervalles le permettront, et cela pendant le temps qu'on jugera nécessaire. Si la maladie est récente, il y a lieu d'espérer une guérison par ce moyen, comme on le voit dans l'observation suivante, que j'ai publiée (1) et que j'ai déjà signalée : C'est un cas de fistule vésico-utérine très-notable à cause de sa rareté.

2ᵉ OBSERVATION. — La femme F..., de cette ville, âgée de 33 ans, mariée, d'une constitution robuste, d'un tempérament sanguin et primipare.

Au commencement du travail, on constatait seulement de la rigidité du col de l'utérus sans que l'on pût reconnaître la présentation. Le travail a marché très-lentement, et au bout de quatre jours, lorsque j'ai vu de nouveau cette femme, j'ai trouvé, sorties des organes génitaux, les extrémités inférieures et le tronc d'un fœtus robuste, mort, dont la tête était enclavée dans l'excavation pelvienne il y avait une demi-heure, et immédiatement après elle s'en était débarrassée sans aucun secours. Un mois après, sans accident notable, cette femme se sent constamment baignée par l'urine, sans qu'il sorte la moindre goutte de ce liquide par l'urèthre. En pratiquant le toucher, je trouvai les parois du vagin intactes et l'ouverture externe du museau de tanche un peu dilatée; ce que je constatai par l'application du speculum uteri, ayant observé d'ailleurs la sortie de l'urine par cette ouverture.

(1) *Instituto de Coimbra*, mai 1863.

Et après avoir pratiqué tous les autres moyens conseillés en pareils cas, j'ai diagnostiqué une fistule vésico-utérine.

Mme Lachapelle (1) a recueilli une observation, en 1821, sur ce sujet, et il y en a une autre de M. Stoltz, recueillie en 1828.

En 1852, M. Jobert (de Lamballe) (2), et en 1854, M. Rafaël Grau (3), ont étudié le même sujet.

M. Jobert emploie les deux procédés suivants : après la dilatation sanglante du museau de tanche, il ravive la fistule et il opère la réunion par des points de suture, ou il ravive la surface interne du col, et il provoque son adhérence également par des points de suture. Il est donc facile de voir que tous ces procédés, outre les difficultés qu'ils présentent et les inconvénients auxquels ils exposent, sont très-sujets aux revers. Recherchant la marche de la maladie, il m'a semblé que la compression sur un point quelconque de l'utérus, en rapport avec le réservoir urinaire, a donné lieu à la formation d'une eschare, dont la chute a donné lieu à une fistule, laquelle pouvait avoir un trajet oblique; qu'alors si la malade était dans une position donnée (le décubitus latéral gauche), l'urine sortirait seulement au bout de deux ou trois heures.

(1) Mme La Chapelle, *Pratique de l'art des accouchements*. Paris, 1825.

(2) Jobert (de Lamballe), *Traité des fistules vésico-utérines*. Paris, 1852.

(3) Grau, thèse. Paris, 1854.

Je profitai de cette dernière circonstance et je conseillai à la malade de se tenir dans la position du décubitus latéral gauche, et de faire usage, pendant quelques jours, d'une sonde élastique à demeure; de plus, je lui ordonnai des injections à plusieurs reprises dans le vagin, avec une décoction astringente et tonique.

Pour éviter les effets de la sonde à demeure, j'ordonnai ensuite de faire l'extraction de l'urine toutes les trois heures, en se tenant toujours dans la même position. Au bout de quarante jours, la malade urinait naturellement. Elle a fait après usage de bains de mer, et aujourd'hui elle se trouve complétement rétablie. J'ajoute que la malade continue à se porter toujours bien, elle n'a plus senti de souffrances se rapportant à la fistule, et, en 1864, elle a eu un accouchement qui s'est passé avec beaucoup de régularité.

Je rejette toute espèce de compression non-seulement comme inutile, mais encore comme dangereuse.

Je la crois inutile, parce qu'on ne doit espérer aucun résultat d'une compression faite au hasard, attendu qu'on ne peut pas préciser le siége de la lésion; elle est dangereuse aussi parce qu'elle a l'inconvénient d'irriter les parties comprimées et de déterminer des accidents qui compliquent la maladie. Les cautérisations ne sont pas applicables, quand l'endroit que l'on veut attaquer n'est pas accessible à la vue; et lorsque le traitement indiqué plus haut n'est pas suffisant, on peut avoir recours à un des procédés de M. Jobert, sèlon l'indication. Je les transcris ici (1).

« *Premier procédé.* Dans ce procédé, on tente la guérison de la fistule en oblitérant seulement son ouverture de communication avec la vessie, laissant en dehors le conduit utérin.

« 1° Je commence par agrandir, à droite et à gauche, le col de l'utérus dans les sens des commissures.

« 2° Le vagin est intéressé, et sa dissection se fait latéralement et en haut avec prudence.

« Le doigt est de temps en temps porté de bas en haut entre les lèvres de la plaie pour reconnaître l'ouverture vésicale de la fistule. Aussitôt que celle-ci est reconnue, le museau de tanche est relevé, et le ravivement est pratiqué avec les pinces, les ciseaux et le bistouri boutonné.

« Des points de suture sont ensuite appliqués dans le sens où le rapprochement des lèvres de la plaie est le plus facile.

« *Deuxième procédé.* — Dans ce procédé, on obtient la guérison en interrompant toute communication entre l'utérus et le vagin, si bien que la vessie seule a une libre communication avec le canal utérin. Ici le ravivement ne porte pas seulement sur l'ouverture vésicale, mais il s'étend à la surface du col utérin ; car il s'agit

(1) Jobert (de Lamballe), *Traité des fistules vésico-utérines.* Paris, 1852, pages 37, 38 et 39.

de fermer toute communication entre le vagin et la vessie.

« Le ravivement doit être opéré avec lenteur, et après avoir incisé à droite et à gauche le col de l'utérus dans le sens des commissures.

« Le bistouri ne doit pas porter seulement sur la surface du col, mais il doit encore raviver ce qui demeure du col utérin. Il faut, en un mot, rendre cette rigole saignante et la mettre de niveau avec le reste du col utérin dont on enlève des espèces de copeaux. Après le ravivement, on a deux surfaces saignantes que l'on adapte très-facilement l'une à l'autre. Lorsque le rapprochement est complet, on s'occupe de fixer les parties et de les maintenir en contact.

« C'est dans ce but que deux points de suture latéraux sont appliqués dans le sens des commissures, et un point de suture médian.

« Les fils ainsi passés représentent trois anses qui comprennent une certaine épaisseur du col de l'utérus et du vagin.

« Ils doivent être placés le plus bas possible, afin de laisser libres les parties supérieures du conduit utérin.

« Les fils peuvent être retirés successivement du sixième au dixième jour.

« Cette opération permet donc aux lèvres de la plaie de se confondre et de s'agglutiner facilement, et cela en raison du rapprochement naturel des lèvres de la plaie et de la position superposée des lambeaux qui leur donne la faculté de se maintenir ainsi presque sans effort. Après la guérison, il est évident qu'il existe une interruption entre le vagin et l'utérus, et que celui-ci, au contraire, communique avec la vessie, dans laquelle le sang de la menstruation se répand chaque mois.

Par le second procédé, la femme reste privée d'une de ses plus belles fonctions, la procréation; mais de ma part, et autorisé par les respectables opinions que la pratique sanctionne, je suis d'avis qu'on ne doit pas hésiter à condamner une femme à la stérilité plutôt que de l'abandonner à une maladie de l'ordre le plus répugnant, soumise à ses incommodités physiques, sans pouvoir lui opposer de moyens pour les éviter, et réduite à se voir à charge aux personnes qui lui sont les plus chères. Pour montrer l'application la plus avantageuse de ces procédés, j'emprunte à M. Monteros (1) l'observation XXI, vu l'intérêt qu'offre la cause qui a forcé d'employer l'un des procédés deux fois sur la même malade.

3e OBSERVATION. — « Fistule vésico-utérine; cas dans lequel une grossesse est survenue quatre mois après qu'on avait pratiqué l'oblitération du col utérin; deux opérations; guérison. (Cette opération a été pratiquée par M. James R. Lanne, membre du Collége royal des chirurgiens de Londres) (2).

(1) Monteros, thèse. Paris, 1864.
(2) Lanne, *The Lancet*, p. 207. 20 février 1865.

« C... (R.), âgée de 45 ans, fut admise, pour la première fois, à l'hôpital Sainte-Marie, au mois de mai 1862.

« Cinq mois auparavant, elle fut accouchée de son second enfant ; elle était à terme et le travail dura vingt-quatre heures. Depuis cette époque jusqu'à son admission, elle perd ses urines par le vagin, et ses vêtements en sont continuellement imprégnés.

« A l'examen, M. James trouva les grandes lèvres et les cuisses profondément excoriées. La fistule était difficile à découvrir, car la cloison vésico-vaginale et l'urèthre étaient sains dans toute leur étendue. C'est dans des cas pareils que la fistule passe inaperçue, et l'incontinence de l'urine est attribuée à la paralysie du col de la vessie. En examinant attentivement avec le spéculum, on voyait une petite quantité d'urine couler par l'orifice utérin. Celui-ci était assez large pour admettre l'extrémité du doigt, et, en l'introduisant dans la cavité du col, M. James aperçut, à environ un demi-pouce de son orifice, une ouverture fistuleuse qui faisait communiquer la vessie avec la cavité de la matrice. Une sonde introduite par l'urèthre dans la vessie pouvait être mise en contact avec le doigt introduit dans le col utérin.

« Le diagnostic bien établi, la question était de savoir comment remédier à la maladie. Deux procédés opératoires ont été indiqués par M. Jobert. Le premier consiste à faire de larges incisions latérales dans le col utérin et l'extrémité supérieure du vagin, afin de convertir le col en deux lambeaux, un antérieur et l'autre postérieur, par la séparation desquels on peut arriver à l'ouverture fistuleuse et la fermer au moyen de la suture. Le second procédé consiste à fermer l'orifice utérin dans le but d'empêcher l'écoulement d'urine par le vagin ; mais en laissant persister l'ouverture fistuleuse afin qu'elle serve à donner issue aux règles par la vessie.

« Le premier procédé est physiologiquement préférable, mais il expose les malades à des dangers plus considérables, comme il est prouvé par l'histoire du seul cas opéré par M. Jobert, dont le succès fut excessivement douteux. C'est pourquoi M. James préféra le deuxième procédé.

« L'oblitération du col utérin fut pratiquée le 14 mai 1862. Après l'avivement, les bords furent réunis au moyen de quatre points de suture d'argent. L'incontinence de l'urine fut arrêtée; de ce moment, la plaie se cicatrisa très-bien, et, trois semaines après son entrée, la malade quitta l'hôpital complétement guérie. Elle a eu ses règles à travers la vessie, avant son départ, sans incommodité ni douleur, lesquelles ont continué régulièrement pendant trois mois. Vers la fin de l'année 1862, la malade se présenta de nouveau à M. James, lui disant que depuis le mois d'août ou septembre elle avait cessé d'être menstruée; qu'en outre, elle se sentait grossir et éprouvait différentes sensations incommodes dans la région utérine. A l'examen, M. James trouva qu'il y avait, à la région hypogastrique, une tumeur qui semblait formée par l'utérus développé; mais, par l'examen vaginal, le col utérin paraissait aussi solidement fermé que quand elle quitta l'hôpital au mois de juin.

« Dans ce cas, il n'y avait qu'une supposition à faire, c'est-à-dire que l'ouverture fistuleuse s'était fermée momentanément, ou bien qu'elle s'était obstruée et bouchée; en conséquence, le fluide menstruel, ne pouvant pas s'écouler par la vessie, s'était accumulé dans la cavité utérine, ce qui avait été la cause de son développement et des symtômes observés. L'existence d'une grossesse ne fut pas supposée par M. James, car le col utérin était oblitéré. Le traitement rationnel paraissait être de rouvrir le col utérin pour laisser échapper les règles qui s'étaient accumulées dans la cavité de la matrice. La malade fut réadmise à l'hôpital au commencement de février 1863. Le 10 janvier, M. James tâcha de réouvrir le col au moyen d'un petit bistouri guidé par le doigt; mais il ne put pas y arriver à cause de la mobilité de l'utérus et de la solidité de la cicatrice. Alors, après avoir mis à découvert le col utérin au moyen du spéculum et l'avoir fixé à l'aide d'une pince, il fit la ponction avec un trois-quarts à canule, laquelle ne fut point faite sans employer une force inattendue. Deux ou trois gouttes de sang s'échappèrent seulement par la canule; mais M. James s'était convaincu que l'instrument avait pénétré réellement dans la cavité utérine, en introduisant une bougie, laquelle pénétra facilement à la profondeur d'environ 3 pouces. Le lendemain, après la ponction, une quantité considérable de liquide aqueux s'échappa par le vagin, et la malade éprouva quelques douleurs. L'écoulement d'eau cessa bientôt pour ne plus reparaître. Le jour suivant de cet accident, M. James apprit avec grande surprise que la malade, après avoir eu des douleurs pendant la nuit, avait expulsé un fœtus d'environ quatre mois. L'écoulement aqueux qui avait eu lieu n'était autre chose que le liquide amniotique échappé après la ponction des membranes. La malade s'est rapidement rétablie de sa fausse couche, mais la cicatrice formée par la première opération fut complétement détruite par le passage du fœtus, et l'urine s'échappait à travers le col utérin comme avant l'opération. Dans cet état, elle quitta l'hôpital le 10 février.

« Le 14 mars 1863, la malade revint à l'hôpital réclamer pour la seconde fois l'opération. Celle-ci fut faite par M. James, de la même manière et avec le même résultat que la première. Rien d'anormal ne survint; la plaie s'est cicatrisée solidement et l'incontinence d'urine a cessé. La menstruation a eu lieu par la vessie huit jours après l'opération, et, trois semaines plus tard, la malade quitta l'hôpital complétement guérie. Le mois de septembre, six mois après la dernière opération, la guérison ne s'était pas démentie.

La femme voyait ses règles par la vessie, régulièrement et sans aucune difficulté. Pas une goutte d'urine ne passait par le vagin.

« Comment expliquer la conception dans ce cas aussi curieux? Voici l'explication donnée par M. James lui-même. Ou bien le sperme est passé à travers l'urèthre et la vessie jusqu'à l'utérus, ou bien le col n'était pas complétement oblitéré. Il me répugne d'admettre la première supposition. Quant à la seconde, il faut supposer que, s'il existait réellement une ouverture, elle devait être excessivement petite, car on ne la découvrait pas par un examen minutieux et répété, et aucune goutte d'urine ne coulait par le vagin. En vérité, la réunion paraissait très-solide, vu les difficultés que j'ai constatées pour la détruire. Si la cicatrisation avait été moins solide, j'aurais pensé à la possibilité d'une petite rupture pendant le coït et à l'entrée du sperme par cette voie. Une petite ouverture ainsi faite aurait pu se reformer spontanément après la grossesse. Enfin, je suis porté à croire qu'il existait un pertuis capillaire produit par une suture, laquelle avait disparu au moment d'enlever les fils et fut retirée très-longtemps après. Si cette dernière supposition est exacte, ce cas est très-curieux et démontre combien une si petite ouverture est suffisante pour l'imprégnation : il est surtout intéressant aujourd'hui, que des grandes autorités proposent des incisions et la dilatation du col pour remédier à la stérilité. A ce propos, M. Nélaton a fait quelques remarques spirituelles en comparant la grandeur des animalcules spermatiques avec le passage qu'ils sont destinés à traverser, et fait observer qu'un élargissement de l'orifice utérin, au lieu de faciliter leur transit, doit sérieusement les embarrasser, car ils peuvent s'égarer dans leur chemin.

« On peut se demander si j'ai bien fait de répéter l'opération pour oblitérer le col de l'utérus. A mon avis, c'était le meilleur parti à prendre : 1° parce que la grossesse était inexplicable, et je crois qu'elle était un accident exceptionnel et qui probablement ne se répéterait plus ; 2° par l'innocuité de l'opération.

« Il est bien établi par des observations répétées que les règles peuvent avoir lieu par la vessie sans inconvénients. La fonction périodique de l'utérus n'est pas interrompue et la vessie ne ressent aucunement le passage du sang menstruel. Au moment des règles, l'urine devient d'un rouge brillant et reste ainsi pendant quatre ou cinq jours ; et si cette altération de couleur n'existait pas, la malade n'aurait point conscience de ce qui a lieu. L'interruption entre la cavité de l'utérus et le vagin est faite souvent avec succès dans les cas de fistules vésico-utéro-vaginales superficielles et profondes. Dans aucun cas, la grossesse subséquente n'a été mentionnée, ce qui est une raison de plus pour rejeter l'hypothèse du passage du sperme par l'urèthre. M. Jobert fait mention d'un cas de grossesse dans lequel il avait oblitéré le col ; mais le fait n'est pas authentique. »

§ 5. — Pronostic.

Quand on a affaire à une petite ouverture faisant communiquer la vessie avec la cavité du col utérin, le pronostic peut être favorable chez une femme bien portante et robuste ; il devient grave lorsque la fistule est grande, et lorsqu'il y a une perte de substance intéressant la paroi postérieure du col, par la proximité qu'elle peut avoir avec le péritoine, comme l'on voit dans l'observation de M. Stoltz (Ire observation.)

ARTICLE III.

FISTURE URÉTHRO-VAGINALE.

§ 1er. — Étiologie.

Une tumeur dans la cloison uréthro-vaginale qui se termine par suppuration, mortification ou ramollissement ; une compression de l'urèthre entre la tête ou les parties dures d'un fœtus et les os pubis ainsi qu'une blessure accidentelle, peuvent occasionner la rupture de la paroi du vagin dans la région de l'urèthre ainsi que pour celle de ce conduit ; rupture qui donne passage à l'urine.

§ 2. — Anatomie pathologique.

Je parlerai seulement des simples ouvertures anormales de l'urèthre, et non des dérangements qu'elle présente lorsque ces désordres se compliquent avec ceux d'autres fistules.

Ces solutions de continuité ont des formes et des dimensions variées en se présentant comme des petits trous arrondis, faisant un trajet sinueux entre les parois de la cloison uréthro-vaginale ou en la traversant directement en forme de fente, avec perte de substance, et des bords plus ou moins frangés. Son siége ne dépasse jamais 3 centimètres de l'entrée du vagin.

§ 3. — Symptômes et diagnostic.

Ordinairement dans cette maladie, l'urine sort par le vagin et en même temps par l'urèthre, au moment de l'émission volontaire; et pour faire le diagnostic différenciel, même quand on peut rencontrer par le toucher une ouverture ou un tubercule où elle existe, et après l'avoir vérifié par le speculum uteri sur la région qu'on a remarqué au niveau de son siége, on doit introduire une sonde par l'urèthre et un stylet de trousse par l'ouverture anormale du vagin; ce qui doit donner un résultat assuré lorsque les deux instruments se touchent dans l'urèthre. L'urèthre peut se trouver oblitéré entre la fistule et le méat urinaire; mais, dans ce cas très-rare, qu'on peut reconnaître par le cathétérisme, l'endroit de l'ouverture vaginale et le sondage de cette ouverture jusqu'à la vessie, pourra distinguer cette fistule de la vésico-vaginale.

§ 4. — Traitement.

Si la fistule est petite, on peut obtenir de bons résultats de la cautérisation, combinée avec une sonde à demeure, ou par des cathétérismes répétés ; dans certains cas, on peut encore se servir de la compression par le moyen d'un pessaire rempli d'air ou d'un tampon de charpie, principalement lorsque le trajet est sinueux et aussi pour préserver la fistule du contact des sécrétions vaginale et utérine.

Quand le trajet est sinueux, il vaut mieux employer les caustiques liquides, comme par exemple la solution concentrée de nitrate d'argent ou la teinture de cantharides ; on mouille la pointe d'un stylet à courbure et d'épaisseur proportionnées, on l'introduit depuis l'ouverture externe jusqu'à l'ouverture interne avec le but de toucher les parois dans toute leur étendue.

C'est de cette manière que j'ai traité trois fistules uréthro-vaginales, et que j'ai obtenu un résultat complet. Si l'ouverture est grande, en forme de fente, si l'on veut tenter la cautérisation, celle-ci doit être appliquée aux extrémités en provoquant la rétraction de ses angles avec l'intention d'obtenir la diminution successive de l'ouverture.

Quand il y a une perte considérable de substance, on doit raviver les bords de la fistule avec des ciseaux ou un bistouri, en employant les points de sutures nécessaires pour maintenir la coaptation; on peut aussi employer l'anaplastie en disséquant sur les bords la muqueuse dans une étendue convenable pour obtenir sa réunion. Dans ce cas, la compression peut encore être très-avantageuse, comme je l'ai déjà dit plus haut.

§ 5. — Pronostic.

Le pronostic est favorable non-seulement parce que les opérations deviennent faciles par le siége de la maladie, mais aussi par la possibilité que l'on a d'obtenir que l'urine ne coule pas par la fistule au moyen de la sonde à demeure ou des cathétérismes réitérés.

ARTICLE IV.

FISTULE VÉSICO-UTÉRO-VAGINALE, URÉTHRO-VÉSICO-UTÉRO-VAGINALE, VÉSICO-VAGINALE ET URÉTHRO-VÉSICO-VAGINALE.

En réunissant toutes ces classes dans un seul groupe, j'ai en vue de mieux montrer tous les points de contact qui les lient, non-seulement dans l'étiologie et les symptômes, mais encore pour le traitement; en les séparant, au contraire, je serais obligé à des répétitions, qui, au lieu d'éclaircir leur histoire, rendraient confuse la description.

§ 1er. — Étiologie.

Toutes les causes que j'ai notées pour les fistules déjà mentionnées peuvent donner lieu à celles dont je vais m'occuper; agissant avec plus ou moins de violence, dans une plus ou moins grande étendue; lorsqu'elles se bornent à un seul point ou lorsqu'elles en attaquent plusieurs, selon la disposition individuelle, et c'est encore dans celle-ci comme dans les autres que les accouchements laborieux, ou leurs conséquences, jouent le principal rôle (1). Peut-être que si les mêmes accidents avaient lieu plus directement sur le col de l'utérus, la partie supérieure du vagin et de la vessie, on aurait une fistule vésico-utéro-vaginale ; si ces causes agissaient sur la cloison vésico-vaginale, ce serait une fistule de ce nom, et ainsi de suite ; mais il est bon de noter que l'effet n'est pas toujours en raison directe de la cause ; aussi quand on voit une gangrène, même limitée à un petit espace, on ne saurait dire où elle ve se terminer, ni les tissus qu'elle va détruire. Je me rappelle une femme à laquelle, après un accouchement dont le travail a duré huit jours, il est survenu de la gangrène sur presque toute la muqueuse vaginale, et qui a guéri en peu de temps sans qu'il se soit jamais manifesté aucun signe de rupture de la vessie. (Ce cas a été observé par M. le Dr José Antonio dos Santos Neves Doria.)

Chez une autre, par la même cause, la gangrène non-seulement a envahi toute la muqueuse du vagin, mais encore les organes génitaux externes ; elle mourut au bout d'un mois à l'hôpital de Coimbre, sans aucune fistule urinaire. Se se-

(1) A cet égard, voyez Jobert (de Lamballe), *Traité des fistules vésico-utérines*. Paris, 1852, pages 64 et 65.

rait-elle établie si la femme avait survécu? (L'autopsie a été faite par M. le Dr José Ferreira de Macedo Pinto.)

De ce que je viens d'exposer, je conclus qu'une ou plusieurs causes capables d'agir différemment chez des individus plus ou moins prédisposés, peuvent donner lieu à des résultats extrêmement variés.

§ 2. — Anatomie pathologique.

Pour comprendre la variété des lésions que font les maladies dont il s'agit, il suffit de réfléchir à la différence qu'il y a entre une petite ouverture dans la cloison vésico-vaginale établissant communication des deux cavités, ce que j'appelle fistule vésico-vaginale, et l'immense perte de substance qui peut interesser l'urèthre, la vessie, l'utérus et le vagin, fistules qui prennent le nom de ces quatre organes.

Quand à l'urèthre, on le rencontre ouvert avec perte de substance, séparé de la vessie, oblitéré, adhérent à la face postérieure du pubis, et réduit à une petite partie de son volume.

La vessie supporte les plus grands ou les principaux ravages dans son bas-fond, sa paroi postérieure et son col; elle est adhérente à la paroi pubienne, ou déplacée vers la partie postérieure avec des adhérences à l'utérus; ou faisant hernie par l'ouverture de la paroi vaginale correspondante; rétractée sur elle-même, et ouverte par une fente ou trou, avec perte de substance d'une plus ou moins grande étendue ; séparée de l'urèthre; ayant son col plus ou moins lésé et son sphincter devenu inutile.

L'utérus est déplacé à divers degrés, son col ou les débris de celui-ci sont incarcérés dans des espèces de cavités formées par des plis de cicatrice du vagin. Il y a destruction d'une des lèvres ou presque de sa totalité, qui est séparée de la paroi antérieure du vagin sur la partie utérine, ou cul-de-sac antérieur, avec des saillies ou des dépressions très-irrégulières, sur les points lésés.

Le vagin est rétréci sur tous ses diamètres; il offre des plis de cicatrice et des adhérences entre ses parois, et des pertes de substance à sa paroi antérieure, qui même peut être en grande partie détruite, adhérente aux organes voisins, et ayant perdu toute son élasticité; sa muqueuse se trouve excoriée, ulcérée, avec des tubercules ou des callosités, quelquefois avec des incrustations calcaires, et presque oblitérée.

§ 3. — Symptômes et diagnostic.

Le phénomène constant dans toutes les fistules génito-urinaires, la sortie de l'urine par le vagin est aussi commune à celles dont je m'occupe maintenant. L'urine coule sans cesse; seulement, quand la lésion vésico-vaginale est petite et sinueuse, elle permet quelque accumulation du liquide dans le réservoir, sa sortie devenant intermittente, selon la position que prend la malade, et selon le siége de l'ouverture anormale. C'est aussi dans ces cas que l'urine vient par l'urèthre, autrement elle se vide uniquement par la fistule.

Pour établir le diagnostic différentiel on peut employer le toucher, le speculum uteri, la sonde et l'injection.

En obtenant des signes par le premier, on peut vérifier par le second l'existence d'une solution de continuité qui comprend l'urèthre, le col de la vessie et ce réservoir, c'est là ce que j'appelle fistule uréthro-vésico-vaginale.

Si la lésion est limitée au bas-fond de la vessie, ou à sa paroi postérieure, et à la paroi antérieure du vagin, alors nous avons la fistule vésico-vaginale, qui peut offrir un peu de difficulté pour le diagnostic différentiel, lorsqu'elle est petite, ou quand son ouverture est cachée par un pli du vagin, ce qu'on peut vérifier par l'introduction d'une sonde ou par des injections colorées, comme on l'a dit pour la fistule vésico-utérine. Quand il existe une ouverture sur la partie supérieure du vagin, en rapport avec le col de l'utérus sans l'intéresser, elle est nommée par M. Jobert *vésico-utéro-vaginale superficielle ;* et lorsqu'elle affecte, outre les organes susdits, la lèvre antérieure du col, il la nomme vésico-utéro-vaginale profonde, comme je l'ai déjà dit.

Si la solution de continuité existe dans la séparation vésico-vaginale, et si elle s'étend jusqu'à l'utérus, en intéressant la lèvre antérieure, la postérieure, ou même tout le col, on aura la fistule vésico-utéro-vaginale, ainsi que la fistule uréthro-vésico-utéro-vaginale, lorsque l'urèthre y est aussi compris; ce que le spéculum permet de vérifier dans la plupart des cas; du reste la différence est due à son étendue.

§ 4. — Traitement.

Dans les cas où l'ouverture vésico-vaginale est petite et avec un trajet sinueux, le traitement dont j'ai déjà parlé, pour la fistule uréthro-vaginale, peut lui convenir : ainsi nous avons l'expectation, la cautérisation chimique, la cautérisation actuelle ou électrique, la compression, la sonde à demeure ou les cathétérismes répétés, et la position; on peut aussi profiter des instruments unissants.

L'application des cautères doit être faite en employant un spéculum fenêtré, propre aux circonstances, pour préserver les parties qui n'en doivent pas être touchées; ayant soin de donner à la malade une position commode; en faisant des injections à l'eau froide, après ces opérations, quand il s'agit du cautère actuel. On choisit la forme et le volume du cautère approprié. Il faut graduer l'intensité des cautérisations et les intervalles qui doivent les séparer; tout doit être en harmonie avec le cas spécial.

Il est très-nécessaire d'éloigner l'urine de l'ouverture anormale, en employant la sonde à demeure, les cathétérismes et la position; mais, toutes les fois que l'urine s'accumule dans la vessie sans toucher la fistule, pendant un espace de temps tel, qu'il y ait lieu à faire son extraction par le cathétérisme, avant que le liquide pénètre dans la fistule, on doit renoncer au séjour de l'algalie pour éviter les ténesmes vésicaux, même les cystites, les catarrhes et les uréthrites, etc., qui compliquent beaucoup, et qui peuvent empêcher le succès du traitement.

La position doit être choisie selon le siége de la maladie, mettant à profit celle où l'urine est retenue plus longtemps.

La perfection où sont arrivés les procédés de suture applicables dans ces cas ont fait, avec raison, abandonner les instruments unissants de Dupuytren, Lallemand, Laugier, etc.; et seulement pour le traitement des petites fistules, après qu'elles ont été ravivées par les cautérisations, on pourra employer avec avantage les serres-fines de Vidal (de Cassis) (1), à cause de leur simplicité.

Quant à la compression, j'ai déjà signalé son principal emploi pour les fistules uréthro-vaginales, et je suppose qu'elle ne pourra être utile que très-rarement pour les autres.

Avant de rendre compte des différents procédés sanglants, il est utile de dire que je ne décrirai pas en particulier leur application pour chaque

(1) Vidal (de Cassis), *Traité de pathologie externe et de médecine opératoire*. 5e édit. Paris, 1860, t. I, p. 172.

espèce de fistules; suivant la dimension du mal et ses complications, il est facile de modifier d'une manière convenable le procédé opératoire.

Les procédés de M. Jobert (de Lamballe) (1), de M. Simon (2), de M. Marion Sims (3), et celui de M. N. Bozeman (4), ou encore mieux le procédé français (autoplastie par glissement) de M. Jobert, modifié par M. Simon, constituant la méthode française; et le procédé américain de M. Sims, modifié par M. Bozeman, constituant la méthode américaine, sont ceux dont je rendrai compte sommairement, sans entrer dans le détail de leur appréciation qui se trouve nettement exprimée dans différents écrits (5).

Je ne m'arrêterai pas non plus à la description des préparations relatives à la malade avant l'opération : ce sont celles qui sont prescrites par

(1) Jobert (de Lamballe), *Traité des fistules vésico-utérines.* Paris, 1852.

(2) Simon, *Ueber die Heilung der Bläsenscheidenfisteln.* Giessen, 1854.

(3) Marion Sims, *Anniversary discours before the New-York Academy of medicine.*

(4) Bozeman, *Remarks on vesico-vaginal fistule.*

(5) A cet égard, voir *Observations sur l'opération de la fistule vésico-vaginale*, par M. le Dr Deroubaix; *Bulletin de l'Académie de médecine de Belgique*, Bruxelles, 1862, 2e série, tom. V; et *Observations cliniques et critiques sur l'opération de la fistule vésico-vaginale par la méthode américaine*, par M. le Dr Deroubaix; *Mémoires de l'Académie de médecine de Belgique*; Bruxelles, 1863. Je dois à ce savant distingué le don de ces ouvrages, où se trouvent les dessins dont j'ai pu enrichir ce travail.

les règles générales de la science opératoire; j'indiquerai seulement l'usage de. la sonde quelques jours avant l'opération, dans la vue d'habituer la muqueuse vésicale à mieux en supporter le contact.

1. **Procédé de M. Jobert** (*autoplastie vésico-vaginale par locomotion*, ou *cystoplastie par glissement*).

1° *Position de la malade.*— La malade est placée comme pour l'opération de la taille périnéale.

2° *Instruments.* — Les instruments dont se sert le professeur de clinique chirurgicale de l'Hôtel-Dieu sont : des spéculum de différentes dimensions; des leviers latéraux; des cathéters; des pinces de Museux; des bistouris droits, boutonnés; des bistouris pointus; des ciseaux droits et courbes; une longue pince à disséquer avec des dents très-saillantes; des aiguilles courbes; des porte-aiguilles; une sonde à dard porte-fils, et de gros fils ou espèces de petits rubans étroits, formés de deux ou trois fils de soie cirés.

3° *Procédé opératoire.*— L'utérus est pris par les lèvres de son col, avec des pinces de Museux, tiré lentement et graduellement jusqu'à la vulve, où un aide le fixe au moyen de pinces, placées de façon à ne pas gêner l'opérateur.

Les parois du vagin sont distendues par le spéculum, ou une goutière et des leviers latéraux ;

un cathéter introduit dans l'urèthre déprime la paroi antérieure du vagin, pour rendre plus accessible la partie qui doit être ravivée. Après cela, on sépare le vagin, à l'endroit de son insertion avec le col de l'utérus, par des incisions transversales, et on procède au ravivement de la fistule avec un bistouri boutonné ou des ciseaux, aidé d'une pince; en commençant par raviver le bord qui présente plus de difficulté, en y comprenant les deux muqueuses, vaginale et vésicale, on doit ménager le côté de la vessie pour ne pas augmenter son ouverture; de cette manière on complète le ravivement en entonnoir profond. On emploie alors la suture entrecoupée, de la manière suivante : une aiguille montée sur le porte-aiguille et armée de son fil ciré, traverse les muqueuses vaginale et vésicale, près d'un des bords sanglants, sortant dans la vessie pour traverser de nouveau de dedans en dehors, près du bord opposé, les deux muqueuses vésicale et vaginale, sortant dans le vagin, vis-à-vis de l'endroit où elle a passé sur le premier bord, laissant une anse dont la concavité regarde la vessie, et les extrémités libres pendent dans le vagin. — On traverse ainsi les points convenables, ordinairement cinq dans l'intervalle de 3 pouces; et les fils doivent être suffisamment serrés pour mettre en contact les bords ravivés. Lorsque par la position de la fistule, cette manière de passer les fils n'est pas praticable, on doit employer la sonde à dard porte-fil qu'on introduit par l'urèthre, et l'on applique sa pointe à la muqueuse vésicale près d'un des bords sanglants que l'on a saisi avec une pince; par un mouvement de pression sur le manche de l'instrument, la pointe traverse les deux muqueuses vésicale et vaginale, se montre dans le vagin avec son anse de fil, et avec la pince on la dégage d'une de ces extrémités : après cela, on retire la pointe de l'instrument par un mouvement contraire à celui qu'on avait employé, et on la porte de nouveau sur le bord opposé, qui doit aussi être fixé avec la pince; on renouvelle le mouvement de pression sur le manche de la sonde à dard pour que la pointe traverse les muqueuses vésicale et vaginale, et sorte dans le vagin avec le fil qu'elle conduit, qu'on saisit comme la première fois pour dégager l'autre extrémité avec une pince, et l'on retire l'instrument, en laissant une anse de fil dont la convexité pour la vessie, et les bouts restent libres dans le vagin.

De cette manière on passe autant de fils qu'on le juge nécessaire, et on les noue de la façon dont j'ai déjà parlé.

Si, quand les fils sont noués, la muqueuse ou les tissus voisins de la fistule offrent une grande tension, s'opposant au parfait contact des parties ravivées, on fait des incisions dont le nombre, l'étendue, la direction et la situation soient proportionnés à la tension. On fait ensuite des injections à l'eau froide dans le vagin, pour le nettoyer et arrêter l'hémorrhagie.

On emploie un tampon d'amadou, pour absorber le peu de sang qui peut couler dans le vagin, et on le retire vingt-quatre heures après.

On introduit dans la vessie une sonde à demeure.

Pour les fils on les retire du cinquième au douzième jour.

Dans les cas de fistules vésico-utéro-vaginales superficielles, ainsi qu'il les appelle, M. Jobert ravive la partie malade de la cloison vésico-vaginale et la lèvre antérieure du col de l'utérus, en unissant ces deux parties par la suture entrecoupée (comme nous l'avons vu); et, dans les cas de fistules vésico-utéro-vaginales profondes, il ravive la lèvre postérieure du col, en l'unissant par des points de suture au bord antérieur de la solution de continuité, afin de remplacer la perte de substance. Dans ce cas, la communication utéro-vaginale est complétement annulée; l'urine s'accumule dans la vessie et dans l'utérus, les menstrues ont lieu par l'urèthre. « Il y a des cas où elles se font par le rectum. »

2. — **Procédé de M. Simon.** Le procédé de M. Simon diffère du précédent par la position de la malade, par la suture, par l'avivement et la manière de fixer l'utérus à la vulve.

1° *Position de la malade.* — La position, qu'il appelle *sacrodorsale*, consiste en ce que les fesses sont plus hautes que le thorax, les cuisses restent fléchies sur le ventre et les côtés de la poitrine, et les jambes fléchies sur les cuisses.

2° *Instruments.* — Il emploie de fortes pinces à crochets, un spéculum en forme de plaque, des leviers, des crochets, de longues pinces à crochets, des bistouris pointus et des bistouris boutonnés, des bistouris à deux tranchants, en forme de fer de lance et à coude, des ciseaux courbes sur leur plat, des ciseaux longs, des aiguilles courtes, fines et excessivement courbes, le porte-aiguille de Roux et des fils de soie fins et gros.

3° *Procédé opératoire.* — On opère le glissement de l'utérus, ou le *rapprochement immédiat de la fistule*, avec de fortes pinces à crochets qui le ramènent jusqu'à la vulve; ensuite, avec une aiguille courbe, on passe à travers des lèvres du col deux anses de gros fil au moyen desquelles un aide le tient, après avoir retiré les pinces, pour laisser libre le champ de l'opération, en employant les leviers latéraux et le spéculum pour dilater convenablement les parois du vagin. On fait l'avivement en entonnoir, large et profond, on saisit les bords avec les crochets ou avec de longues pinces à crochets, on les enlève en coupant tout le tissu inodulaire qui comprend les deux muqueuses, et l'on fait l'avivement en forme de cône, avec sa base vers le vagin et le sommet vers la vessie. Les ciseaux sont employés pour faire disparaître les inégalités des surfaces avivées.

C'est par l'emploi des fils ou suture de détention que M. Simon prétend substituer les dilatations et le déplacement du vagin, au procédé de M. Jobert ; ainsi, il emploie des rangées de fils, les uns plus gros, et distant d'un demi-centimètre du bord avivé, ce qu'il appelle suture de détention ; d'autres, entre ceux-ci, plus fins et plus rapprochés du bord libre, ce qu'il appelle suture de réunion, ayant d'intervalle entre chaque fil une ligne à une ligne et demie ; il les serre encore plus que M. Jobert, et il fait un nœud à chaque fil à mesure qu'il les place. L'aiguille, montée sur le porte-aiguille de M. Roux, entre dans la muqueuse vésicale et traverse de dedans en dehors; après l'avoir ôtée du porte-aiguille, on la dégage des tissus avec une pince qui les tenait fixés, laissant le fil passé sur une des deux lèvres : on l'enfile de nouveau avec le bout du fil qui vient de dedans la vessie, et on répète la même opération sur l'autre lèvre, en face de la première, en faisant entrer aussi l'aiguille dans la muqueuse vésicale pour la faire sortir par la muqueuse vaginale. On n'applique rien dans le vagin ; on n'emploie pas non plus la soude à demeure.

Les fils sont retirés du deuxième au douzième jour.

3. — **Méthode américaine.** 1° *Position de la malade.* — Dans le procédé de M. Sims (de Montgomery), on place la malade dans le décubitus latéral gauche, le thorax tourné en bas, appuyé sur la table, la tête reposant sur le pariétal gauche, les cuisses sont en flexion, la droite un peu plus que la gauche, le bras gauche jeté en arrière, le bassin rapproché du bord droit de la table; le chirurgien peut rester assis.

2° *Instruments.* — Le spéculum de M. Sims (fig. 1) est une tige ou manche métallique qui se continue à chaque extrémité avec une gouttière courbée dans le sens de sa longueur et terminée en cul-de-sac à l'extrémité libre. Ces gouttières restent parallèles et forment, avec le manche (courbé légèrement sur le côté des extrémités libres des gouttières), un angle presque droit. Les gouttières font la dilatation des parois du vagin, et ses différents diamètres lui donnent les avantages d'un double instrument; la tige sert à l'aide pour le tenir pendant l'opération.

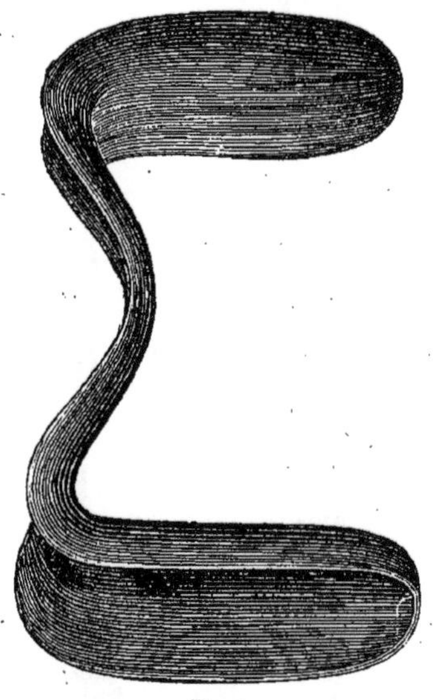

Fig. 1.
Speculum en fer à cheval de Marion Sims.

Les bistouris sont petits, longs, courbés sur la

partie droite, sur la partie gauche, et droits ; des pinces à dents ; un ténaculum ou crochet (fig. 2) ; des ciseaux droits et courbes, à petites lames en rapport à la longueur des tiges ; petite fourche à pointes mousses, appelée *fulcrum* (fig. 3), pour fixer les fils ; bec-de-cane ou pince pour faire la torsion (fig. 4) ; des pinces ; des porte-aiguille ; de petites aiguilles droites et courbes ; des fils de soie fins et d'argent ; une petite lame en bois avec des entailles ; une sonde en aluminium ou en étain, en forme d'S allongé, avec beaucoup de petits trous dans l'extrémité vésicale (fig. 5).

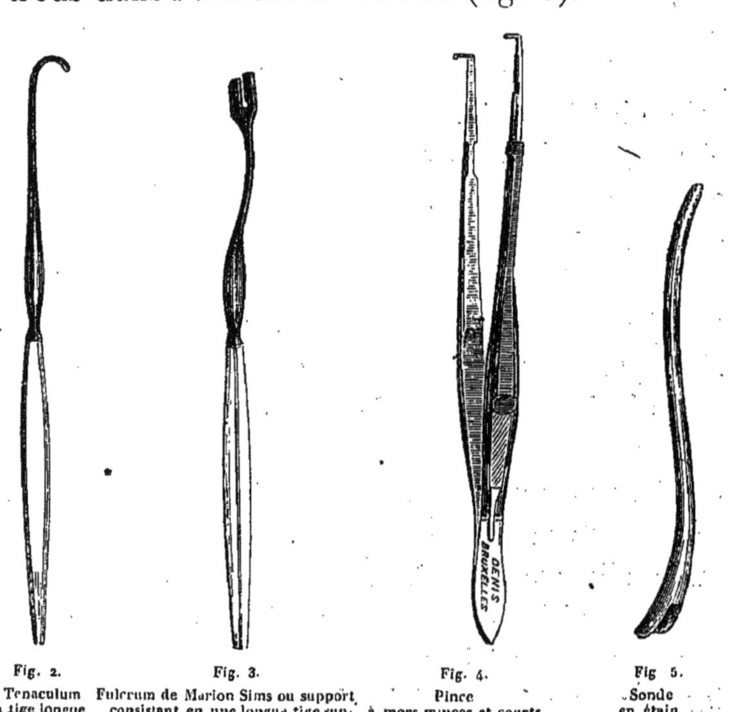

Fig. 2. Tenaculum à tige longue de Marion Sims.

Fig. 3. Fulcrum de Marion Sims ou support consistant en une longue tige supportée par un manche et terminée par une plaque analogue à celle de la sonde cannelée, mais beaucoup plus petite et légèrement convexe en arrière pour réfléchir et fixer les fils.

Fig. 4. Pince à mors minces et courts légèrement coudés pour tordre les fils.

Fig 5. Sonde en étain de Marion Sims.

3° *Procédé opératoire.* — Dans ce procédé, il n'y a pas de déplacement de l'utérus. Pour faire le ravivement qui se nomme ravivement en entonnoir évasé, on commence par faire une incision sur la partie antérieure du bord de la fistule, en intéressant la muqueuse vaginale et un peu de la couche cellulo-musculaire, de la longueur de 10 à 12 millimètres : avec le ténaculum, on saisit une des lèvres de l'incision, et avec un ciseau courbe sur le plat, on excise de proche en proche, conservant la distance de l'incision, et faisant l'avivement en forme de biseau incliné pour les bords libres de la fistule, qui sont religieusement respectés, de façon que la muqueuse vésicale ne soit point touchée. En arrivant à la partie postérieure, on doit séparer le lambeau, et la même chose se fait du côté opposé à celui qui a été déjà avivé.

Pour faire la suture, un fil de soie double, enfilé dans une aiguille (fil conducteur), est dirigé par la pince porte-aiguille, et enfoncée de 1 centimètre, à peu près, de distance de la surface avivée, en tenant la lèvre de la blessure par un ténaculum. La pointe de l'aiguille pénètre la muqueuse vaginale perpendiculairement, et ensuite elle continue à marcher obliquement jusqu'à ce qu'elle sorte au bord libre, à la limite de la muqueuse vésicale et du tissu cellulaire subjacent ; on dégage l'aiguille des tissus, et on lui fait parcourir un chemin complétement inverse sur le bord opposé, bien en face de la première piqûre ; on retire l'aiguille qui doit conduire les bouts du fil, en laissant une anse du côté de l'entrée, et en formant autant d'anses qu'on jugera convenable. Pour que ces fils conducteurs ne se confondent pas, on les fixe aux entailles d'une lame en bois. Après que tous les fils conducteurs sont placés, on passe la pointe d'un fil d'argent par l'anse du conducteur, on le tord et on l'aplatit entre ses doigts pour qu'il ne fasse pas saillie, on tire alors le fil de soie qui conduira le fil métallique, et de la même façon pour tous les autres.

Les fils doivent être à distance de 5 à 6 millimètres les uns des autres, et pour les fixer, on prend les deux pointes d'un même fil de la main droite, et on les introduit dans la rainure du *fulcrum* (fig. 3), que la main gauche pousse jusqu'à la plaie ; on passe ensuite les fils dans la main gauche, qui conserve le *fulcrum* (fig. 3) ; on les courbe près de la plaie, avec une pince ; on les coupe avec des ciseaux et on les tord avec le bec-de-cane (fig. 4), en continuant d'appuyer sur le *fulcrum*. On fait la même chose à tous, en tournant les pointes de manière qu'elles ne touchent pas la muqueuse vaginale. On place la sonde d'aluminium (fig. 5), dirigée dans un urinal plein d'éponges, pour absorber le liquide qui commence à sortir.

Les fils sont retirés du huitième au dixième jour.

4. — **Procédé de M. Sims, modifié par M. Bozeman.** 1° *Position de la malade.* — Dans ce procédé, la malade est placée en décubitus antérieur, appuyée sur les genoux et les coudes ; les instruments sont ceux de M. Sims, en y ajoutant l'ajusteur de la suture et le bouton de M. Bozeman.

2° *Instruments.* — L'ajusteur de la suture est une petite plaque arrondie, percée au milieu avec un manche long ; le bouton est un morceau de plomb laminé de 2 millimètres d'épaisseur, de 15 millimètres à 2 centimètres de largeur, et d'une longeur proportionnée à la suture que l'on veut pratiquer.

M. Bozeman a fait quelques modifications au spéculum de M. Sims ; mais ces modifications n'ont pas d'avantage.

3° *Procédé opératoire.* — L'avivement se fait sur une surface de 1 centimètre, comprenant seulement la muqueuse vaginale ; les fils sont passés comme dans le procédé de M. Sims. La différence principale des deux procédés est dans la position de la malade et la fixation de la suture.

M. Bozeman enfile les deux bouts du fil métallique dans le trou de l'ajusteur de la suture ; il les tient de la main gauche et il appuye l'instrument contre les tissus et le dirige avec la main droite afin de redresser ou d'ajuster les fils et de rapprocher les bords avivés.

Tout cela étant fait, il coupe la lame de plomb avec les dimensions convenables, en lui donnant la forme ovale, la porte avec une pince près de la rangée des fils, et marque avec un instrument la distance où ils se trouvent les uns des autres. Avec un poinçon, il pratique sur la lame autant de trous et à égales distances, comme dans la suture ; il enfile les deux pointes de chaque fil dans le trou respectif de la lame, et la pousse jusqu'à ce qu'elle reste en contact avec la suture, sur laquelle il la moule. Il enfile encore un petit grain de plomb percé ou un petit tube du même métal sur les deux pointes de chaque fil, qu'il glisse jusqu'à la lame, où il les écrase, en pliant les pointes des fils après les avoir coupées.

Les fils sont coupés dix jours après, et la plaque en bouton est retirée. Il emploie aussi la sonde comme M. Sims.

§ 5. – Pronostic.

L'étendue du mal, les obstacles que présente l'exécution de l'opération et à ses bons résultats, comme les plis de cicatrices, les adhérences et les pertes de substance de plusieurs organes, font que ce pronostic est très-douteux ou très-grave, à l'exception des petites fistules, où les organes voisins peuvent conserver leur intégrité, cas où il peut être favorable.

CHAPITRE III

TRAITEMENT DES LÉSIONS CONSIDÉRÉES COMME INCURABLES.

De tous les procédés qui ont été indiqués dans l'article 3, pour la guérison des fistules génito-urinaires, c'est celui de M. Sims, sans aucune modification, que je crois préférable et je me fonde sur l'opinion d'un grand nombre d'opérateurs distingués et sur la statistique des résultats obtenus par son emploi si simple. Cependant il ne suffit pas encore à remédier à tous les désordres qu'on trouve dans les maladies en question, pas plus qu'aucun des autres, et c'est pour cela que plusieurs chirurgiens ont eu recours à l'occlusion du vagin, dans les cas où les pertes de substance sont d'une telle importance qu'elles ne permettent pas l'emploi d'un autre moyen.

Mais avec l'occlusion du vagin, dans les cas de fistules irrémédiables par tout autre procédé, on n'obtient pas une complète guérison, c'est à peine une amélioration ; la femme peut être à l'abri des incommodités qui sont inhérentes à la maladie, mais elle reste privée de la fonction d'un organe très-important. Peut-on justifier cette indication ?

Pour qu'on adopte un procédé opératoire, il faut que son résultat repose sur des bases rationnelles, qu'il donne la certitude ou une grande probabilité de guérison, ou qu'il amène une diminution des souffrances, ou qu'il éloigne le danger de mort.

Les souffrances et les troubles occasionnés par les fistules génito-urinaires sont très-graves, et peuvent même donner lieu à la cachexie et à la mort. Si dans l'occlusion du vagin les urines coulent par l'urèthre à des intervalles semblables à ceux de l'état normal, si l'évacuation menstruelle se fait aussi par là ; enfin, si la femme n'a pas d'autre inconvénient que celui d'être privée de de la fonction génératrice, elle reste dans de meilleures conditions, et l'indication est justifiée.

Mais en est-il de même dans les cas où l'on ne peut rétablir la fonction de l'urèthre, dans ceux où le sphincter de la vessie est détruit, et dans les cas de fistules urétéro-utérines?

Dans une de mes observations (1), que je vais rapporter, on rencontre des lésions que j'ai supposé devoir résister à tous les procédés que je connais, c'est ce qui m'a suggéré l'idée que j'y indique, et que je vais développer plus loin.

Cette maladie a été aussi observée par M. le Dr Antonio Augusto da Costa Simoës.

(1) *Instituto de Coimbra*, n° 11. Février 1862, p. 234.

OBSERVATION.—*Fistule vésico-vaginale.—Oblitération de l'urèthre qui était séparé de la vessie. — Procédé indirect pour combattre ces lésions.*

La particularité de cette observation et son importance, tant au point de vue de la pathologie que de la thérapeutique chirurgicales, m'ont décidé à la publier.

Joaquina Maria, fille de Manuel Carvalho, née à Alqueidão, paroisse de Maçans de D. Maria, âgée de 19 ans, mariée, tempérament sanguin, constitution robuste, occupée aux travaux de la campagne. Elle a eu un accouchement, avec un travail très-long, dans lequel elle a été assistée par une femme, sa voisine, et qui s'occupait de cette partie par curiosité : c'est cette femme qui a retiré le fœtus, et qui a délivré la patiente. Le résultat d'actes imprudents pratiqués sur l'accouchée n'a été qu'une incontinence d'urine, le liquide sortant constamment par le vagin, et non par l'urèthre. J'ai observé la malade quatre mois après son accouchement, et j'ai remarqué ce qui suit : habitude extérieure satisfaisante; la partie supérieure et externe des cuisses ainsi que la vulve, les grandes et petites lèvres, excessivement excoriées par le contact de l'urine, en partie, présentaient une telle sensibilité, que je n'ai pas pu bien les observer à ce moment. Je lui ai prescrit pour traitement des bains et des injections émollientes, du repos, de la diète, etc. En peu de jours cet état s'est modifié, et l'on a pu procéder à une exploration régulière dont voici le résultat :

L'orifice du vagin était un peu contracté, ce qui rendait difficile l'introduction du spéculum ; la paroi antérieure semblait normale depuis la vulve jusqu'à 2 centimètres et demi d'étendue, où commençait une solution de continuité avec perte de substance, d'une longueur de 4 à 5 centimètres, et dont la largeur était de 2 centimètres et demi, ayant ses bords déjà cicatrisés. En dilatant le vagin avec le spéculum, on voyait paraître un corps oblong, d'une couleur rouge et d'un aspect fongueux (vessie urinaire), sur lequel on observait une fente transversale d'un centimètre et demi de longueur, permettant le passage d'une algalie dans la cavité de la vessie.

En introduisant l'indicateur droit par le vagin, dans la direction de la solution de continuité de sa paroi antérieure, la face palmaire du doigt allait toucher la partie postérieure des os du pubis. En introduisant une algalie par le méat urinaire, elle ne parcourait que 2 centimètres d'étendue, rencontrant à cette hauteur un obstacle invincible : en appuyant sur l'algalie, on pouvait apprécier par le doigt (introduit dans le vagin, comme je l'ai déjà dit) sa pointe à travers des tissus consistants. La vessie était éloignée du pubis, et en appuyant le doigt sur la partie moyenne de l'arcade pubienne, on pouvait parcourir presque un demi-cercle de droite à gauche. La paroi postérieure du vagin avait une étendue de 7 à 8 centimètres, sur sa partie supérieure on rencontrait un rétrécissement, formé par des cicatrices, permettant avec peine l'introduction de l'extrémité du doigt indicateur, avec lequel on pouvait toucher le museau de tanche incarcéré dans un petit espace, formé par les plis de la muqueuse du vagin très-consistants. Il y avait une rétroversion de l'utérus, comme je l'ai constaté en touchant par le rectum.

Ainsi l'exploration des organes sexuels m'a montré la rupture de la paroi antérieure du vagin, l'oblitération de l'urèthre et la section complète d'une partie de ce canal, déplacement de la vessie et prolapsus de cet organe dans le vagin, rupture du fond inférieur de la vessie, raccourcissement du vagin, constriction de la partie de ce conduit qui embrasse le col de l'utérus et sa rétroversion de ce dernier organe.

Je sais qu'il n'est pas possible de trouver, dans les limites de la science, les moyens de remédier à tant de maux; il m'était cependant profondément pénible de voir une femme à la fleur de l'âge vouée à souffrir toute la vie d'une maladie répugnante comme est la fistule vésicale et ses conséquences, et comme c'était la principale lésion, c'est contre elle que je devais employer les moyens curatifs; mais lesquels ? On voit déjà que la chirurgie seule les pouvait fournir. La science possède différents moyens thérapeutiques, mais ceux-ci ne me donnaient pas des ressources pour construire un sphincter comme celui dont j'avais besoin.

Si l'on ne peut pas guérir de semblables lésions, au moins il était convenable de rapprocher autant que possible de l'état normal l'émission de l'urine, cause des plus grands inconvénients; en la retenant pendant un temps plus ou moins long et à peu près semblable à ce qui a lieu dans l'état régulier de la fonction.

Comme je n'ai pas pu trouver dans les auteurs un procédé quelconque complétement approprié à mon indication, j'ai imaginé ce qui suit et ce que je justifierai.

La base de mon procédé consiste à profiter du sphincter de l'anus pour retenir les urines; pour cela, je propose de faire une ouverture sur la paroi postérieure du vagin, comprenant l'intestin rectum, au-dessus du sphincter, ouverture éloignée de l'endroit où le péritoine, en doublant la face postérieure de l'utérus, se réfléchit sur la face antérieure du rectum, c'est-à-dire du cul-de-sac péritonéal postérieur.

Cette ouverture doit avoir les dimensions précises pour donner un libre passage aux urines, au flux menstruel et à tout écoulement de l'utérus. On doit attendre la cicatrisation des bords de cette ouverture qui doit rester arrondie et avec perte de substance; ceci obtenu, on doit raviver convenablement avec un bistouri l'orifice du vagin, sur toute sa circonférence, en passant quatre ou cinq fils de la manière que je vais indiquer.

On doit employer un petit instrument (aiguille), qui consiste en une tige d'acier de 6 centimètres de longueur, assez forte, légèrement courbe, pourvue d'un manche ayant une pointe en forme de fer de lance, dans laquelle se trouve un chas donnant libre passage à un fil de lin double. Ayant avant enfilé dans l'aiguille le fil ciré et doublé, j'enfonce la pointe près du bord externe du ravivement du vagin, sur le côté gauche, et à une distance convenable; je fais sortir la pointe au tiers postérieur de la surface ravivée, je saisis avec une pince l'anse du fil et je retire l'aiguille. Je passe trois ou quatre anses, et ensuite j'enfonce l'aiguille du côté droit, de la même façon, bien vis-à-vis du premier fil, et j'enfile dans l'aiguille par son chas l'anse de ce premier fil lorsqu'elle a traversé la surface ravivée, je retire l'aiguille qui porte l'anse, je fais de même pour les autres fils, et je termine l'opération en employant deux cylindres de sparadrap ou liant les fils sur des tuyaux de plume, comme pour la suture emplumée.

Ayant décrit mon procédé, je vais m'occuper de son appréciation. C'est Vidal (de Cassis) (1)

(1) Vidal (de Cassis), *Traité de pathologie externe et de médecine opératoire*. 5e édit. Paris, 1861, t. V, p. 52.

qui, en 1832, a pratiqué pour la première fois l'oblitération du vagin dans un cas de fistule vésico-vaginale : il dit qu'au bout d'un mois l'urine sortait par l'urèthre ainsi que le flux menstruel, rien ne sortait par le vagin, et qu'une difficulté pour la sortie des urines étant survenue, un élève, voulant introduire une sonde dans l'urèthre, avait déchiré la cicatrice toute récente. Il me suffisait de cette autorité éminente pour justifier mon procédé, car, si Vidal a employé l'occlusion du vagin en cas de fistule vésico-vaginale où l'urèthre n'était pas lésé, à plus forte raison, l'emploi de mon procédé est avantageux lorsqu'il y a de plus oblitération de l'urèthre et interruption complète de sa continuité avec la vessie.

Je sais bien qu'il serait à regretter d'avoir privé la femme de son plus bel attribut, d'être mère; mais les ravages qui se constataient dans l'organe vaginal de notre malade la rendaient inhabile à la procréation.

Je crois que la muqueuse du vagin et celle du rectum s'accoutumeraient aisément au contact de l'urine, parce que dans les fistules vésico-vaginales ou vésico-rectales, les muqueuses respectives sont constamment baignées par ce liquide, et les accidents qu'il provoque ne sont pas toujours graves. Vidal indique la difficulté qu'il y a pour obtenir l'occlusion du vagin, et il dit : « La difficulté de fermer l'orifice du vagin est réelle ; l'impossibilité est une assertion. » Dans son procédé, l'urine en s'accumulant dans le vagin et en touchant la partie qu'on cherche faire adhérer, doit empêcher sa cicatrisation : mais, dans les cas où on a une ouverture à la paroi postérieure du vagin communiquant avec le rectum et à la partie la plus déclive en plaçant la malade dans le décubitus dorsal, lorsque l'urine passe de la vessie par le vagin, elle doit aussi passer du vagin dans le rectum, ne touchant pas la partie qu'on veut soustraire de son contact. Si, dans le procédé de Vidal, l'urine vient de la vessie par le vagin, elle irait du vagin par la vessie pour sortir par l'urèthre; et le flux menstruel venant de l'utérus parcourrait le même chemin; il me semble que notre procédé a l'avantage que lui donne l'ouverture dans un endroit déclive par où les liquides peuvent sortir naturellement en vertu de leur poids.

Il est certain que le sphincter de l'anus retient aussi les liquides, et même l'urine, en s'y habituant peu à peu ; ce qui est arrivé à des individus qui ont supporté l'opération de la taille, principalement par le procédé recto-vésical, et qui ont gardé des fistules de ce nom; l'urine s'accumulant dans l'intestin rectum, où elle est retenue par le sphincter, pour que l'individu l'expulse quand il éprouve le besoin de le faire.

Je crois aussi qu'on peut justifier l'idée de réduire la vessie urinaire, le vagin et le rectum à un cloaque, en comparant à cette opération la disposition anatomique naturelle aux oiseaux;

en délivrant la femme de l'incommodité d'être constamment baignée d'un liquide fétide, et de plus exposée aux excoriations de la peau qu'il peut produire. Les cas de fistules vésico-vaginales avec oblitération de l'urèthre sont rares : néanmoins je n'en connais pas de pareil à celui dont je m'étais occupé, je crois qu'il sera très-intéressant pour les chirurgiens.

Cependant je n'ai pas pratiqué le procédé rapporté, parce que la malade, éprouvant une répugnance invincible pour toute espèce d'opération chirurgicale, est sortie de l'hôpital à peine soulagée de ses souffrances quant aux excoriations qui étaient survenues.

Comme je viens de le dire, je ne connaissais aucun procédé capable de remédier aux lésions notées dans l'observation précédente; mais, quoique les débris du vagin et le col de l'utérus eussent pu fournir les tissus propres à fermer l'ouverture uréthro-vésico-vaginale, c'est-à-dire en pratiquant l'occlusion du vagin, et la restauration de l'urèthre; qu'on ait pu faire un réservoir urinaire formé par une partie du vagin et une partie de la vessie, communiquant ensemble, et avec la cavité utérine; le flux menstruel se serait fait par l'urèthre, l'émission de l'urine aurait eu aussi lieu par là; mais la dernière aurait lieu constamment par l'absence du sphincter, qui était détruit, ou ne se laissait pas découvrir, de manière à pouvoir le réunir aux débris de l'urèthre qui existaient encore.

Ainsi la femme serait restée soumise aux souffrances d'une incontinence d'urine, en tout semblables à celles de la fistule urinaire dont elle était affectée, et alors elle n'aurait été ni guérie ni même soulagée ; par conséquent le procédé était contre-indiqué.

En faisant passer les urines par le rectum, où elles se seraient accumulées, et d'où elles auraient pu être expulsées à des intervalles semblables à ceux qui existent à l'état normal, la femme n'aurait pas été guérie, mais sa situation aurait été beaucoup meilleure, et cela rend préférable le procédé que j'ai signalé.

J'ai déjà vu que l'influence nuisible de l'urine se fait sentir sur la peau plus que sur la muqueuse vaginale elle-même ; et c'est ainsi que cela doit être. Si la peau a beaucoup d'analogie avec les muqueuses, ces membranes en ont une plus grande encore entre elles. Une des fonctions qu'elles exercent, c'est la sécrétion du mucus, que recouvre leur surface comme un vernis qui la protége, jusqu'à un certain point, contre le contact nuisible de plusieurs corps, auxquels elles ne sont pas habituées.

Elles se modifient encore par ce contact prolongé, au point même de le pouvoir supporter sans grand inconvénient, et la pratique l'a bien démontré dans les cas d'occlusion du vagin, où sa muqueuse et celle de la cavité de l'utérus s'habituent au contact de l'urine.

Le même phénomène s'observe dans les fistules vésico-rectales chez l'homme. La muqueuse rectale s'habitue au contact de l'urine; les fibres circulaires de la membrane musculaire du rectum, permettent une certaine dilatation, pour qu'elle s'y accumule; le sphincter de l'anus s'habitue à la retenir, et à annoncer le besoin de l'évacuer à des intervalles plus ou moins prolongés; l'individu y satisfait et peut vivre pendant longues années, avec moins d'incommodité que celle d'être constamment baigné par l'urine.

On voit donc que les muqueuses s'habituent au contact de l'urine, non-seulement par l'analogie de structure qu'elles ont avec la muqueuse vésicale, qui est spécialement destinée à ce contact, mais encore par la force de l'habitude qui s'étend à d'autres tissus, principalement au tissu cellulaire, ce qu'on peut observer dans les trajets fistuleux, habitude telle qu'elle dissipe aujourd'hui les anciennes craintes qu'on avait de ce contact.

Il est très-fréquent de rencontrer les trajets fistuleux cicatrisés et doublés d'une muqueuse, qui font communiquer celles des deux cavités, quoiqu'ils soient parcourus par l'urine; la même chose arrive dans la cavité muqueuse pour la peau.

A ce sujet j'ai à mentionner l'observation que j'ai eu l'occasion de faire chez M. Figueiredo, demeurant rue Direita, à Coimbre, âgé de 72 ans, qui souffrait très-souvent de rétentions d'urines.

Dans une des attaques il a été impossible de pratiquer le cathétérisme, et l'accumulation de l'urine et ses effets ont mis dans un danger imminent la vie du malade.

Je pratiquai alors la ponction de la vessie sur la région hypogastrique, et je laissai la canule du trois-quarts, ou la sonde élastique qui la remplaça jusqu'à ce que l'urine eût pris son cours naturel, laissant alors cicatriser la plaie, ce qui a eu lieu en peu de jours.

Quelques mois après, nouvelle rétention d'urine, nouvelle impossibilité de sonder la vessie, et, sur la demande du malade, nouvelle ponction de la même région hypogastrique ; mais cette fois-ci les interruptions de l'émission naturelle de l'urine sont devenues si fréquentes, que je lui ai conseillé la permanence de l'ouverture, dilatée par un tube d'argent arrangé et muni d'un bouchon, par où il expulsait l'urine, quand elle ne pouvait pas passer par l'urèthre ; c'est pourquoi il prenait la position du décubitus abdominal, l'urine sortant par le tube, et très-souvent entre ses parois et celles de la fistule.

Il a vécu ainsi près de deux ans, et dans un état très-satisfaisant, époque où il a succombé sous l'influence d'une pneumonie, sans d'autre phénomène relatif de la fonction urinaire ; et l'examen nécroscopique a montré parfaitement cicatrisé et doublé d'une muqueuse le trajet fistuleux, depuis la peau jusqu'à la vessie, sans aucun signe d'ulcération ou d'excoriation.

Une hypertrophie considérable de la prostate, principalement de la partie médiane, faisant une grande saillie à l'angle antérieur du trigone vésical, et cette saillie bouchant l'ouverture vésicale de l'urèthre, étaient la cause des rétentions de l'urine, aidée par une valvule formée par la muqueuse de la partie supérieure de la même ouverture, qui était dilatée au point de permettre l'introduction du doigt indicateur. Cette pièce se trouve déposée au muséum d'anatomie pathologique à l'Université de Coimbre.

De même que la muqueuse vaginale et rectale peuvent s'accoutumer au contact de l'urine, la première, par la même raison, peut s'accoutumer au contact des matières excrémentitielles, lorsqu'ils passent du rectum par le vagin. Ce qui servira à démontrer qu'on peut vivre longtemps et sans gêne en pareil cas, c'est une observation empruntée à M. Velpeau par M. Jobert (1).

« Une jeune femme, entrée à l'hôpital de la Charité, se plaignait que les matières fécales sortaient par le vagin. Elle était d'une bonne constitution, bien conformée. Elle ne s'est jamais aperçue de son infirmité jusqu'à l'époque de son mariage ; elle l'attribuait à une rupture qui avait été produite pendant le coït. Un examen attentif et plusieurs fois répété a permis de constater que chez cette malade il y avait absence com-

(1) Jobert (de Lamballe). *Traité des fistules vésico-utérines*. Paris, 1852, page 256.

plète de cloison recto-vaginale. On ne retrouvait pas le moindre vestige de déchirure.

« Malgré l'assertion de cette malade, le chirurgien pensa que cette disposition était congénitale, et que, si cette femme soutenait ne s'en être aperçue que depuis son mariage, c'était ou par dissimulation, ou parce qu'en effet, à cause de l'étroitesse de l'ouverture du vagin, les matières n'étaient retenues et n'étaient expulsées que par la défécation : dans un cas de ce genre toute opération deviendrait impossible. »

Selon l'opinion de l'observateur, les matières étaient-elles retenues dans le vagin par son rétrécissement, et étaient-elles expulsées seulement par les efforts de la défécation (ne gênant pas la femme qui disait de ne s'être aperçue de cette infirmité jusqu'à l'époque de son mariage). Était-ce par dissimulation qu'elle cachait la vérité? Mais si les souffrances étaient graves, une telle dissimulation ne pouvait avoir lieu.

Quant au flux menstruel, il est très-facile que son passage s'établisse, de l'utérus par le rectum, sans aucun inconvénient.

Outre les raisons déjà mentionnées, pour montrer que le sphincter de l'anus peut retenir les urines, je transcris la XXVIe observation de M. Jose E. Monteros (1), recueillie par M. Baker-Brown (2). Elle sert aussi à démontrer que le

(1) Monteros, thèse de Paris.
(2) Baker-Brown. *The Lancet* du 19 avril 1862, p. 402.

vagin supporte les matières fécales, et le rectum les urines et les règles.

« Fistule recto et vésico-vaginale, compliquée d'une oblitération presque complète du vagin et de la destruction du col de la vessie et de l'urèthre; guérison au moyen de l'oblitération de la vulve par M. Baker-Brown.

Première opération le 14 avril 1860 : suture profonde au moyen de trois plumes d'oie réunies par des cordes, et onze sutures métalliques placées superficiellement. La plaie se cicatrise dans l'étendue de 3 pouces, et il ne reste qu'un pertuis près du méat urinaire. Deuxième opération par le procédé Bozeman, le 15 mai : six points de suture; déchirure de la cicatrice par les efforts de la malade; amélioration. Troisième opération le 20 : deux sutures profondes et trois superficielles; le pertuis se réduit, mais persiste. Cautérisation avec le fer rouge. Quatrième opération le 27 juin : trois sutures d'argent. Le pertuis persiste; il se ferme spontanément quelque temps après la sortie de la malade du service.

« Antécédents. D... (M.-A.), âgé de 42 ans, fille, admise dans le service le 3 avril 1860. Il y a seize ans, M... fut accouchée d'un enfant à terme et vivant. Le travail dura 36 heures; des instruments furent appliqués, mais la nature de ceux-ci est ignorée par la malade. Immédiatement après l'accouchement, les matières fécales et l'urine s'échappaient par le vagin. Elle n'a jamais été traitée chirurgicalement.

« A l'examen, M. Baker-Brown trouva le vagin presque complétement oblitéré par la suppuration, laquelle a détruit aussi le col de la vessie et l'urèthre. Il existait à l'entrée du vagin une fistule vésico-vaginale qui admettait le bout de l'index. A 2 pouces environ de l'anus, on trouva une large ouverture recto-vaginale, à travers laquelle on pouvait sentir avec le doigt le col de l'utérus, et à travers laquelle aussi les matières fécales passaient dans le vagin. M. Baker-Brown, trouvant le vagin si oblitéré, se détermina à laisser les deux fistules ouvertes et à fermer l'ouverture de la vulve ; de cette manière, l'urine, les règles et les fèces passeraient par le rectum.

4 avril 1860. M. Brown aviva très-promptement les bords de toute la vulve, et la coaptation des surfaces avivées fut faite avec trois plumes d'oie réunies au moyen de cordes placées profondément, et onze sutures métalliques placées superficiellement. L'opération terminée, un tube d'ivoire fut introduit dans le rectum.

« Le 7, les sutures profondes furent retirées. Une légère suppuration existait aux endroits où étaient placées les plumes d'oie. Il y avait un libre écoulement d'urine. Un cataplasme de coaltar fut ordonné. Le 8, la malade perd de l'urine par les endroits en suppuration, et se plaint des douleurs dans le rectum causées par l'usage du tube. Celui-ci est retiré le 10. Le 19, l'eschare est tombée et les bords paraissent en bon état. La plaie est réunie à la partie antérieure dans l'étendue de 3 pouces. Le tube est de nouveau introduit dans le rectum.

« Le 21, les sutures sont enlevées; il reste un petit orifice à la vulve près du méat urinaire non encore cicatrisé.

« Le 12, toutes les matières fécales passent par le rectum, même celles qui ont une certaine consistance; mais l'urine s'échappe à travers la partie de la plaie encore ouverte.

Deuxième opération le 16: M. Brown, après avoir avivé les bords de la fistule, les réunit avec 6 fils d'argent fixés avec le bouton Bozeman, et 6 plombs. Le tube d'ivoire fut introduit par l'anus; à ce tube, on en avait attaché un autre en caoutchouc, destiné à conduire l'urine dans un vase placé entre les cuisses de la malade.

« Jusqu'au 17 après-midi, rien ne s'était échappé par le tube, alors la malade devint très-agitée et se plaignait de douleurs causées par le tube. La malade, voulant le retirer, M. B... lui en expliqua la nécessité et l'engagea à le conserver.

« Pour prévenir cet accident autant que possible, on lui lia les mains aux bords du lit. Malgré cela, pendant l'absence de la garde-malade, elle se débarrassa des liens à six heures et demie du soir. L'interne de garde arriva, et ne pouvant rien faire à cause des efforts de la malade, il lui administra le chloroforme et la lia de nouveau avec des bandes passées sous les aisselles et fixées aux angles supérieurs du lit. D'autres tours de bande liaient les poignets aux cuisses et celles-ci furent fixées sur les côtés du lit. La malade, sachant qu'elle devait être visitée à dix heures du soir, faisait des efforts pour se débarrasser des liens, et, pendant ces efforts, l'urine s'échappait par-dessous le bouton; mais, malgré toutes les précautions prises en vue de lui faire garder le tube, elle arriva à le retirer en se servant des talons.

«A onze heures moins un quart du soir, le chloroforme fut administré de nouveau, et, après avoir attàché solidement les pieds de la malade, on lui administra de l'opium.

«Le 18, à deux heures du soir, on envoya chercher l'interne, parce que depuis le matin elle avait trois fois de suite retiré le tube en se frottant de haut en bas du lit. On lui mit la camisole de force, laquelle fut attaché au lit, et le tube, replacé, fut fixé avec des lacs aux cuisses et au corps de la malade. Il y avait en ce moment un écoulement évident par dessous le bouton.

«Le 19, l'urine continue à couler par la plaie. Le bouton fut enlevé et on trouva la fistule presque complétement fermée, excepté à la partie inférieure où il existait un point déchiré produit par les efforts de la malade pour retirer le tube; celui-ci continua à être conservé.

Troisième opération. Le 20, la malade garda la diète ; à deux heures de l'après-midi, on lui administra le chloroforme, et M. Brown pratiqua la coaptation des bords de la plaie avec deux sutures profondes fixées avec des cylindres de bois au lieu de plumes d'oie, et trois sutures métalliques superficielles.

« A quatre heures du soir, la malade est arrivée à relâcher ses liens et à retirer le tube qu'elle cache sous elle. La malade ayant mis en pièces le tube qu'elle venait de retirer, on le remplaça par une sonde d'homme n° 12 avec des trous percés dans sa circonférence, et les mains furent attachées de nouveau.

« Le 23, les sutures profondes furent retirées et on supprima la sonde. Un petit écoulement existait dans les endroits où les morceaux de bois avaient produit des eschares ; de temps en temps un très-léger écoulement s'effectuait aussi dans les points où les sutures superficielles étaient placées.

« Le 28, les sutures superficielles furent retirées, les eschares s'étaient séparées et les parties se cicatrisaient très-bien ; aucun écoulement n'existait au centre et on voyait seulement sortir quelques gouttes d'urine vers les angles de la plaie.

« Le 29, les matières fécales et l'urine passent par le rectum en grande quantité.

« 16 juin. Quoique depuis le 29 mai il ne soit pas sorti d'urine par le trou central de la plaie, cependant l'irritation constante l'a tellement élargi qu'une certaine quantité de liquide s'échappe dans la station verticale. Souvent il s'échappe par le rectum quelques matières sans cause appréciable ou par les mouvements de la malade; néanmoins elle arrive à en pouvoir retenir une grande quantité par la contraction du sphincter de l'anus. Le cautère actuel fut appliqué avec de bons résultats; mais, par les mêmes causes mentionnées plus haut, un nouvel écoulement se produisit.

« *Quatrième opération*. Le 27, M. Brown réunit la fistule au moyen de trois sutures d'argent, pendant que la malade était sous l'influence du chloroforme.

« Le 28, à 11 heures du soir, on lui administra le chloroforme, et en l'examinant, on trouva que, par suite des efforts et des tiraillements continuels, elle avait déchiré presque toutes les sutures; quoi qu'il en soit, il y avait un écoulement d'urine.

« Le 1er juillet les sutures furent enlevées : la fistule n'est pas cicatrisée, les fils d'argent ont produit des sillons profonds de chaque côté de la plaie, parce qu'ils ont été tiraillés continuellement par la malade.

« Dans cet état, elle fut renvoyée du service, car la malade ne voulait pas absolument guérir, parce qu'elle recevait une pension toutes les semaines, payée par la paroisse, depuis son infirmité.

« Quelque temps après la communication de cette observation à Canterbury, M. Brown eut l'occasion de revoir la malade à Lincolnshire. La petite ouverture fistuleuse qu'elle avait au moment où elle avait quitté le service s'était complétement fermée spontanément.

« La malade donnerait n'importe quoi pour que sa fistule fût entièrement réouverte ; mais, comme elle conserve ses urines et matières fécales et les expulse volontairement par le rectum, les gardiens de la paroisse ont justement décidé qu'elle n'avait plus besoin de la charité, et qu'elle pouvait travailler pour vivre. »

On voit que malgré le peu de douceur de la malade, et des moyens qu'elle a employés pour empêcher la guérison, elle est restée dans des conditions si favorables, que les gardiens de la paroisse ont voulu suspendre les secours qu'elle lui donnait comme à une malade ; sachant qu'elle pouvait travailler, et ne doutant pas de cette amélioration. Le procédé que j'indique est donc justifié par la pratique ; car la femme à qui on doit l'appliquer reste dans les mêmes conditions que celle qui fait le sujet de la précédente observation.

M. Baker Brown a pratiqué l'occlusion du vagin dans ce cas de fistule vésico-vaginale et recto-vaginale avec destruction de l'urèthre, et il a profité de l'ouverture de la cloison recto-vaginale, pour que les urines et les menstrues qui s'accumulent dans le rectum soient retenues par le sphincter et expulsées par intervalles.

Je propose que l'on établisse cette communication avec la même intention, dans les cas où un autre procédé ne pourrait être appliqué.

Quant aux règles particulières de l'application de ce procédé à des cas spéciaux, c'est seulement en présence du fait qu'on peut le modifier suivant son rapport avec le diagnostic, en faisant observer que dans la fistule urétéro-utérine, l'occlusion du vagin doit être faite obliquement de haut en bas et d'avant en arrière.

Dans les cas d'autres fistules, l'occlusion doit être faite sur la partie que la lésion indiquera, ayant en vue que l'ouverture de la paroi recto-vaginale soit le plus possible éloignée du sphincter de l'anus et du cul-de-sac péritonéal postérieur. Le vagin doit être ravivé dans tout son pourtour, dans l'étendue de 1 centimètre et demi à 2 centimètres, en employant (aujourd'hui), pour la suture, les fils d'argent fins et rapprochés, et unis tout simplement par la torsion.

Paris. — Typographie de A. Parent, rue Monsieur-le-Prince, 31.

TRAITÉ DE CHIRURGIE PLASTIQUE

Par le docteur JOBERT (de Lamballe),

2 beaux volumes in-8, avec atlas in-folio de 18 planches dessinées d'après nature, gravées et coloriées avec soin. — 50 fr.

Pour faire comprendre la haute portée chirurgicale de l'ouvrage de M. Jobert, il suffit d'indiquer les sujets qui y sont traités, savoir : Des cas qui réclament l'autoplastie. — Des préparations auxquelles il convient de soumettre les parties intéressées dans l'opération. — Des parties qui doivent entrer dans la composition du lambeau et des tissus propres à le former. — Des méthodes autoplastiques. — Application pratique : crâne, face et appareil de la vision. — De la rhinoplastie ou réparation du nez, de la réparation des joues, de la bouche (stomatoplastie). — De la trachéoplastie, de la thoracoplastie. — Membres supérieurs. — Canal intestinal. — Organes génitaux de l'homme (testicules, fistule urinaire, périnée). — Organes génito-urinaires de la femme, vice de conformation des grandes et petites lèvres, oblitération de la vulve et du vagin. — Urèthre et vessie chez la femme ; fistules vésico-vaginales.

TRAITÉ DES FISTULES

VÉSICO-UTÉRINES, VÉSICO-UTÉRO-VAGINALES, ENTÉRO-VAGINALES ET RECTO-VAGINALES,

PAR LE DOCTEUR **JOBERT (de Lamballe).**

In-8 de 420 pages, avec figures intercalées dans le texte. — 7 fr. 50 c.

Ouvrage servant de complément au *Traité de chirurgie plastique*.

TRAITÉ D'ANATOMIE CHIRURGICALE

ET DE CHIRURGIE EXPÉRIMENTALE

PAR J. F. MALGAIGNE.

Professeur à la Faculté médecine de Paris, membre de l'Académie impériale de médecine.

2e édition considérablement augmentée. 1859, 2 forts vol. in-8. 18 fr.

TRAITÉ

DES FRACTURES ET DES LUXATIONS

Par J. F. MALGAIGNE.

OUVRAGE COMPLET. 2 vol. in-8, avec un atlas in-folio de 30 planches dessinées au diagraphe et lithographiées avec le plus grand soin. — 33 fr.

DE L'OVARIOTOMIE

Par E. KŒBERLÉ

Professeur agrégé à la Faculté de médecine de Strasbourg.

Un volume in-8 avec six planches lithographiées. — 7 fr. 50 c.

ENVOI FRANCO CONTRE UN MANDAT SUR LA POSTE.

ICONOGRAPHIE
OPHTHALMOLOGIQUE

OU DESCRIPTION, AVEC FIGURES COLORIÉES, DES MALADIES DE L'ORGANE DE LA VUE COMPRENANT L'ANATOMIE PATHOLOGIQUE, LA PATHOLOGIE ET LA THÉRAPEUTIQUE MÉDICO-CHIRURGICALES

PAR J. SICHEL

PROFESSEUR DE CLINIQUE OPHTHALMOLOGIQUE,
Docteur en médecine et en chirurgie des Facultés de Berlin et de Paris,
Officier de la Légion d'honneur, commandeur et chevalier de plusieurs ordres,
Médecin-oculiste des Maisons impériales d'éducation de la Légion d'honneur, etc.

Ouvrage complet, publié en 23 livraisons, dont 20 composées chacune de 28 pages de texte et de 4 planches dessinées d'après nature, gravées, imprimées en couleur et retouchées au pinceau avec le plus grand soin ; (quelques planches représentant les instruments sont en noir), et 3 livraisons (17 *bis*, 18 *bis* et 20 *bis*) de texte complémentaires et formant 2 vol. grand in-4° dont 1 vol. de 840 pages de texte et 1 vol. de 80 planches dessinées d'après nature, gravées et coloriées avec le plus grand soin, et un texte explicatif.................. 172 fr. 50

Demi-reliure, dos de maroquin, non rogné, tranche supérieure dorée. . 14 fr.

On peut encore souscrire en retirant une livraison par mois. — Prix de la livraison, 7 fr. 50 c.

Cet ouvrage est le résultat de près de trente années de pratique. L'auteur n'a voulu commencer cette publication qu'après avoir rassemblé un assez grand nombre d'observations et de dessins originaux pour pouvoir choisir les faits et les figures caractéristiques, servant de types, et en même temps s'être assuré les moyens d'arriver, sous le rapport de la bonne exécution des planches, à un degré de perfection qui n'a pas été encore atteint.

Le texte, à part une explication sommaire des figures, se compose de deux parties, l'une pratique, l'autre théorique.

La *première partie* est formée par les observations qui servent de description aux dessins. C'est là qu'il faudra chercher tous les exemples, tous les préceptes de la thérapeutique, l'auteur a cru devoir toujours rattacher ces préceptes aux observations particulières dont ils découlent, afin de les présenter comme des conséquences logiques de faits bien avérés, et non comme des théories préconçues.

La *seconde partie* a pour but de relier les observations par une exposition méthodique et concise, destinée à unir les planches et leurs descriptions en un tout plus homogène, à les présenter dans un ordre logique, à les coordonner en une série systématique, enfin, à en faire en quelque sorte un *Traité clinique des maladies des yeux*, commenté et rendu pratique par une série de figures.

Sous le rapport des dessins originaux, nous pouvons dire qu'il sera difficile, pour ne pas dire impossible, d'atteindre à un plus haut degré de perfection.

L'auteur et les éditeurs ont pensé que par la gravure au burin, qui permet d'exprimer avec précision une infinité de détails importants, ils parviendraient à présenter un ouvrage sans analogue dans la science. Les planches, imprimées en couleur, sont retouchées au pinceau. C'est, aidé par d'habiles graveurs, fidèles interprètes des dessins de M. Émile Beau et de M. Lackerbauer, que nous présentons ce livre comme la plus haute expression de l'état actuel de la science et de l'art.

Si l'expression n'était pas trop ambitieuse, nous dirions qu'on peut regarder les figures qui composent cet ouvrage, non-seulement comme la fidèle représentation, mais presque comme l'équivalent de la nature. Partout le modèle a été consciencieusement, servilement copié dans ses formes, ses dimensions, ses teintes. Rien n'est inventé, rien n'est embelli, exagéré, ni fait à peu près. Les points, les moindres stries ont été comptés. De cette manière, rien d'imaginaire n'a pu se glisser dans ces reproductions, qui, par conséquent, peuvent avoir la prétention d'expliquer, d'éclairer et de contrôler non-seulement les descriptions de l'auteur, mais encore celles de tous ceux qui ont traité la même matière.

Comme on le voit, le but de l'auteur est en même temps pratique et scientifique : enseigner la partie de l'ophthalmologie qu'on n'apprend pas dans les livres, le diagnostic, base de tout traitement rationnel, auquel on n'arrive qu'en se familiarisant avec les formes et l'aspect des maladies par un examen répété. M. Sichel a voulu qu'un médecin, en comparant les figures et la description, pût reconnaître et guérir la maladie représentée, quand il la rencontrerait dans sa pratique.

Il est peu de médecins français ou étrangers qui, venant étudier à Paris, n'aient suivi la clinique ophthalmique de M. le professeur Sichel, où chaque jour se présentent les faits les plus curieux sur les diverses maladies qui peuvent affecter l'organe de la vue. Tous savent avec quel soin et quel scrupule M. Sichel interroge et examine les malades, avec quelle exactitude et quelle sûreté il caractérise le diagnostic et formule le mode de traitement de ces maladies souvent si compliquées.

TRAITÉ DES MALADIES DES ARTICULATIONS

Par le docteur A. BONNET,

Professeur de clinique chirurgicale à l'École de médecine de Lyon, chirurgien en chef de l'Hôtel-Dieu, etc.

Paris, 1845, 2 vol. in-8, avec atlas in-4 de 16 pl. — 20 fr.

TRAITÉ DE THÉRAPEUTIQUE DES MALADIES ARTICULAIRES

Par le docteur A. BONNET.

Paris, 1853, in-8 de 700 pages, avec 97 figures. — 9 fr.

NOUVELLES MÉTHODES

DE

TRAITEMENT DES MALADIES ARTICULAIRES

Par le docteur A. BONNET.

Seconde édition revue et augmentée d'une *Notice historique* par le docteur J. GARIN, Médecin de l'Hôtel-Dieu de Lyon,

Et d'un RECUEIL D'OBSERVATIONS SUR LA RUPTURE DE L'ANKYLOSE,

Par MM. Barrier, Berne, Philipeaux et Bonnes.

1 vol. in-8 de XLIV-312 pages, avec 17 figures. — 4 fr. 50.

LA SYPHILIS

SES FORMES, SON UNITÉ

Par le dr Jules DAVASSE

Ancien interne des hôpitaux et hospices civils de Paris.

In-8 de XII-568 pages. — 8 fr.

ENVOI FRANCO CONTRE UN MANDAT SUR LA POSTE.

TRAITÉ PRATIQUE SUR LES MALADIES

DES ORGANES GÉNITO-URINAIRES,

Par le Dr CIVIALE,

Membre de l'Institut et de l'Académie impériale de médecine.

TROISIÈME ÉDITION, CORRIGÉE ET AUGMENTÉE.

Paris, 1858-1860, 3 vol. in-8 avec figures. — 24 fr.

Cet ouvrage, le plus pratique et le plus complet sur la matière, est ainsi divisé : Tome I, *Maladies de l'urèthre*; tome II, *Maladies du col de la vessie et de la prostate*; tome III, *Maladies du corps de la vessie.*

TRAITÉ PRATIQUE ET HISTORIQUE

DE LA LITHOTRITIE,

PAR LE DR CIVIALE.

In-8 de 620 pages, avec 7 planches. — 8 francs.

DE L'URINE

DES DÉPOTS URINAIRES ET DES CALCULS

DE LEUR COMPOSITION CHIMIQUE, DE LEURS CARACTÈRES PHYSIOLOGIQUES ET PATHOLOGIQUES ET DES INDICATIONS THÉRAPEUTIQUES QU'ILS FOURNISSENT DANS LE TRAITEMENT DES MALADIES

Par Lionel S. BEALE

Médecin du King's College Hospital, à Londres; Professeur de Physiologie et d'Anatomie générale et pathologique au King's College, etc.

Traduit de l'anglais sur la seconde édition, et annoté par

Auguste OLLIVIER	**Georges BERGERON**
Sous-bibliothécaire à la Faculté de Paris, Ancien interne des Hôpitaux.	Licencié ès sciences naturelles, Interne lauréat des Hôpitaux.

Un volume in-18 jésus avec 136 figures. — 7 fr.

TABLE DES MATIÈRES. — Appareils de chimie et instruments nécessaires pour l'examen clinique de l'urine. — Procédés d'analyses volumétriques pour la détermination de quelques-uns des principes constituants de l'urine. — Examen et conservation des dépôts urinaires. — Anatomie et fonctions du rein à l'état physiologique et à l'état pathologique. — *Urine normale.* — Caractères généraux : 1° Principes constituants volatils; 2° principes constituants organiques; 3° principes inorganiques. — *Urine dans les maladies.* — Variations de quantité des principes constituants organiques. — Excès ou diminution des principes constituants de l'urine dans l'état normal. — Substances solubles de l'urine à l'état pathologique. — Substances solubles qui n'y existent pas normalement. — Substances nageant à la surface de l'urine ou tenues en suspension, mais ne constituant pas un dépôt visible. — Dépôts légers et floconneux. — Dépôts denses et opaques. — Dépôts granuleux et cristallins en petite quantité. — Entozoaires. — Calculs urinaires. — Calculs qui laissent à peine une trace de résidu fixe, après calcination. — Calculs qui laissent une quantité considérable de résidu fixe, après calcination. — Présence accidentelle dans l'urine de substances toxiques et médicamenteuses.

L'auteur est médecin d'un grand hôpital, professeur de physiologie générale et chimiste habile; c'est à la réunion de connaissances aussi variées que ce traité doit tout son intérêt. En effet, familiarisé avec la *clinique*, avec la *physiologie*, avec l'*analyse chimique*, le professeur Beale pouvait embrasser les trois faces du sujet qu'il avait choisi, et faire ainsi une œuvre utile.

TRAITÉ PRATIQUE

DE LA GRAVELLE

ET DES CALCULS URINAIRES

Par le docteur LEROY D'ÉTIOLLES fils

Lauréat de l'Académie impériale de médecine et de la Faculté de médecine de Paris.

1 vol. in-8 de 800 pages avec 150 figures. — Prix : 8 fr.

DE L'ENDOSCOPE

ET DE SES APPLICATIONS AU DIAGNOSTIC ET AU TRAITEMENT

DES AFFECTIONS DE L'URÈTHRE ET DE LA VESSIE

LEÇONS FAITES A L'HOPITAL NECKER

Par A. J. DESORMEAUX

Chirurgien de l'hôpital Necker.

Un vol. in-8 avec 3 planches chromolithographiées et 10 figures intercalées dans le texte. — Prix : 4 fr. 50 c.

ÉLOGES LUS DANS LES SÉANCES PUBLIQUES (1750-1792)

DE L'ACADÉMIE ROYALE DE CHIRURGIE

Par A. LOUIS,

Secrétaire perpétuel de l'Académie.

Recueillis et publiés pour la première fois, au nom de l'Académie impériale de médecine, et d'après les manuscrits originaux, avec une introduction, des notes et des éclaircissements,

PAR FRÉD. DUBOIS (d'Amiens),

Secrétaire perpétuel de l'Académie impériale de médecine.

1859, 1 volume in-8 de 548 pages. — Prix : 7 fr. 50 c.

Cet ouvrage contient : Introduction historique par M. Dubois, 76 pages; Éloges de J. L. Petit, Malaval, Verdier, Rœderer, Molinelli, Bertrandi, Foubert, Lecat, Ledran, Pibrac, Benomont, Morand, Van Swieten, Quesnay, Haller, Flurent, Willius, Lamartinière, Houstet, de la Faye, Bordenave, David, Faure, Caqué, Fagner, Camper, Hevin, Pipelet, et l'éloge de Louis par Sne. Embrassant tout un demi-siècle et renfermant, outre les détails historiques et biographiques, des appréciations et des jugements sur les faits, cette collection forme une véritable histoire de la chirurgie française au XVIIIe siècle.

BERT. **De la greffe animale**, par Paul BERT, docteur en médecine, préparateur du cours de médecine expérimentale de M. Cl. Bernard au Collége de France. Paris, 1863, in-4 de 110 pages. 2 fr. 50

BONNAFONT. **Traité théorique et pratique des maladies de l'oreille et des organes de l'audition**, par le docteur J.-P. BONNAFONT, médecin principal à l'École impériale d'application d'état-major, membre du Comité de visites à l'état-major général de la première division militaire, ex-chirurgien en chef de l'hôpital militaire du Roule, membre correspondant de l'Académie impériale de Paris. Paris, 1860, 1 vol. in-8 de 668 pages avec 22 figures intercalées dans le texte. 9 fr.

DIDAY. **Exposition critique et pratique des nouvelles doctrines sur la syphilis**, suivie d'un Essai sur de nouveaux moyens préservatifs des maladies vénériennes, par le docteur P. DIDAY, ex-chirurgien en chef de l'Antiquaille, secrétaire général de la Société de médecine de Lyon. Paris, 1858, 1 vol. in-18 jésus de 560 p. 4 fr.

GERDY. **Traité des bandages, des pansements et de leurs appareils**, par le docteur P. N. GERDY, professeur de chirurgie à la Faculté de médecine de Paris, etc. Paris, 1837-1839. 2 vol. in-8 et atlas de 20 planches in-4. 6 fr.

HUNTER. **Traité de la maladie vénérienne**, par J. HUNTER, traduit de l'anglais par G. RICHELOT, avec des notes et des additions par le docteur Ph. RICORD, chirurgien de l'hospice des Vénériens. *Troisième édition*, corrigée et augmentée. Paris, 1859, in-8 de 800 pages, avec 9 planches. 9 fr.

Parmi les nombreuses additions de M. Ricord, nous citerons seulement les suivantes: L'inoculation de la syphilis. — Différence d'identité entre la blennorrhagie et le chancre. — Des affections des testicules à la suite de la blennorrhagie. — De la blennorrhagie chez la femme. — Du traitement de la gonorrhée et de l'épididymite. — Des écoulements à l'état chronique. — Des rétrécissements de l'urèthre comme effet de la gonorrhée. — De la cautérisation. — Des bougies. — Des fausses routes de l'urèthre. — Des fistules urinaires. — De l'ulcère syphilitique primitif et du chancre. — Traitement du chancre, de son mode de pansement. — Du phimosis. — Des ulcères phagédéniques. — Des végétations syphilitiques. — Du bubon et de son traitement. Sur les affections vénériennes de la gorge. — De la syphilis constitutionnelle. — Sur les accidents tertiaires et secondaires de la syphilis. — Des éruptions syphilitiques, de leurs formes, de leurs variétés et de leur traitement. — De la prophylaxie de la syphilis.

MALLE. **Clinique chirurgicale de l'hôpital militaire de Strasbourg**, par le docteur P. MALLE, professeur de l'hôpital militaire de Strasbourg. 1 vol. in-8 de 756 pages. 6 fr.

Collection importante d'observations sur les plaies en général, l'érysipèle, les abcès, les brûlures, les maladies des appareils nerveux, de la circulation lymphatique, respiratoire, digestif, des organes génito-urinaires, des articulations, etc.

PERREVE. **Traité des rétrécissements organiques de l'urèthre.** Emploi méthodique des dilatateurs mécaniques dans le traitement de ces maladies, par le docteur V. PERRÈVE. Ouvrage placé au premier rang pour le prix d'Argenteuil, sur le rapport d'une commission de l'Académie impériale de médecine. In-8 de 340 pages, avec 3 planches et 32 figures dans le texte. 5 fr.

Résultat de nombreuses années de recherches et d'expériences; déjà jugée et appréciée par la commission de l'Académie impériale de médecine, cette méthode a été appliquée avec succès par plusieurs chirurgiens des hôpitaux de Paris: elle a donc reçu la sanction de l'expérience.

RICORD. **Lettres sur la syphilis** adressées à M. le rédacteur en chef de l'*Union médicale*, suivies des discours à l'Académie impériale de médecine sur la syphilisation et la transmission des accidents secondaires, par Ph. RICORD, chirurgien consultant du Dispensaire de salubrité publique, ex-chirurgien de l'hôpital du Midi, avec une Introduction par Amédée Latour. *Troisième édition, revue et corrigée*. Paris, 1863, 1 joli vol. in-18 jésus de VI-558 pages. 4 fr.

Ces *Lettres*, par le retentissement qu'elles ont obtenu, par les discussions qu'elles ont soulevées, marquent une époque dans l'histoire des doctrines syphilographiques.

RICORD. **Traité complet des maladies vénériennes.** Clinique iconographique de l'hôpital des Vénériens. Recueil d'observations, suivies de considérations pratiques sur les maladies qui ont été traitées dans cet hôpital par le docteur Ph. RICORD, ex-chirurgien de l'hôpital du Midi (hôpital des Vénériens de Paris.) Paris, 1851, in-4, comprenant 66 pl. col., avec un portrait de l'auteur. 133 fr. Demi-reliure, dos de maroquin, très-soignée. 6 fr.

SÉDILLOT. **De l'infection purulente ou pyohémie**, par le docteur Ch. SÉDILLOT, chirurgien en chef de l'hôpital militaire de Strasbourg, professeur de clinique chirurgicale à la Faculté de médecine, etc. 1849, un vol. in-8 de 520 pages, avec 3 planches coloriées. 7 fr. 50

VIDAL. **Traité de pathologie externe et de médecine opératoire**, avec des résumés d'anatomie des tissus et des régions, par A. VIDAL (de Cassis), chirurgien de l'hôpital du Midi, professeur agrégé de la Faculté de médecine de Paris, etc. *Cinquième édition*, revue, corrigée, avec des additions et des notes, par le docteur FANO, professeur agrégé de la Faculté de médecine de Paris, exprosecteur de la même Faculté. Paris, 1861. 5 vol. in-8 de chacun 850 pages, avec 761 figures intercalées dans le texte. 40 fr.

VOILLEMIER. **Clinique chirurgicale**, par L. VOILLEMIER, chirurgien de l'hôpital Lariboisière, professeur à la Faculté de médecine. Paris, 1861, in-8 de xvi-472 pages, avec 2 planches lithographiées. 6 fr.

ENVOI FRANCO CONTRE UN MANDAT SUR LA POSTE.

Paris. — Imprimerie de E. MARTINET, rue Mignon, 2.

www.ingramcontent.com/pod-product-compliance
Ingram Content Group UK Ltd.
Pitfield, Milton Keynes, MK11 3LW, UK
UKHW020334180726
13839UKWH00002B/710

9 782329 115153